Irma Häberle

Brainfood

Intelligent essen

Herausgeber: tausendschlau Verlag 2013

Weitere Informationen finden Sie im Internet unter

www.tausendschlau.com

1. Auflage, März 2013
tausendschlau Verlag Olga Bien
Schleißheimer Straße 181
80797 München

Autorin: Irma Häberle
Projektleitung: Olga Bien
Titelgestaltung: Herman Zeichen
Illustrationen: Ruzha Yordanova
Layout: Herman Zeichen

ISBN 978-3-943328-63-9

Inhalt

Ein Wort vorweg

Die wichtigsten Dinge des Lebens spielen sich zwischen Anfang und Ende des Verdauungskanals ab.
(Paracelsus, 1493-1541)

Kopfarbeit ist angesagt! In der heutigen Wissensgesellschaft wird das Gehirn mehr denn je gefordert. In Sekundenschnelle kann man sich über das Internet Informationen aus aller Welt holen. Es wird erwartet, nicht nur beruflich, sondern auch in der Freizeit immer auf dem Laufenden zu sein und in möglichst kurzer Zeit vielfältigste Informationen aufzunehmen und zu verarbeiten. So faszinierend dieses Leben ist, so anstrengend kann es für das Gehirn werden.

Um diesen Anforderungen auf Dauer gewachsen zu sein, bedarf das Gehirn einer besonderen Pflege. Hierbei kann eine zielgerichtete Ernährung helfen: bekommt der Körper die richtigen Kohlenhydrate, gesunde Fettsäuren und qualitativ hochwertiges Eiweiß, sind die grauen Zellen bereits mit genügend Energie versorgt. Enthält das Essen reichlich Vitamine, Mineralstoffe und sekundäre Pflanzenstoffe, arbeitet das Gehirn am besten. Dann ist es mit allen Nährstoffen optimal versorgt.

Dabei ist es nicht Ziel dieses Buches Ihre Ernährung komplett auf den Kopf zu stellen. Essgewohnheiten sind etwas sehr individuelles und das sollten sie auch bleiben. Nicht Sie sollten sich einer gehirngerechten Ernährung anpassen, sondern Ihre aktuelle Ernährung sollte für das herausfordernde Denken unserer Zeit optimiert werden.

Nachdem nicht nur die Ernährung einen entscheidenden Einfluss auf unser Denken hat, befassen wir uns auch mit anderen Faktoren, die unsere grauen Zellen positiv beeinflussen können: zum Beispiel haben Kräuter und ätherische Öle – aber auch ausreichender Schlaf und sinnvolle Pausen – einen intensiven Einfluss auf das Nervensystem: konzentrationssteigernd oder beruhigend. Je nach Situation kann beides unterstützen.

Mit vielen praktischen Tipps und einfach zuzubereitenden Rezepten sowie dem nötigen theoretischen Hintergrundwissen möchte ich Sie unterstützen, Ihre grauen Zellen optimal zu nutzen – ohne den Genuss und die Freude am Essen zu vergessen!

Ihre Irma Häberle

Schaltzentrale Gehirn

Etwa 100 Milliarden Nervenzellen befinden sich im menschlichen Gehirn. Um uns die Ausführung unterschiedlichster Aktionen zu ermöglichen, kommunizieren sie permanent miteinander. Das Heben des Armes, das Hören von Musik, die Unterhaltung mit den Kollegen – jede Bewegung muss koordiniert und jede eingehende Information verarbeitet werden. Ständig finden komplexe elektrische und chemische Prozesse statt, die notwendig sind, um zu handeln, zu denken, zu fühlen.

Kommunikation zwischen Nervenzellen

Nervenzellen haben einen sehr speziellen Aufbau: vom Zellkörper, der den Zellkern enthält, gehen verschiedene Fortsätze ab, die so genannten Dendrite und Axone. Auf der einen Seite sind es meist mehrere Dendriten, bei denen Nachrichten eingehen.

Auf der anderen Seite hat jede Nervenzelle mindestens ein Axon, das die Informationen an die Synapsen leitet, die sich an den Enden der Fortsätze befinden. Von dort wird die Nachricht an die Nachbarzellen weitergegeben. Benachbarte Nervenzellen berühren sich nicht gegenseitig. Sie sind durch einen nur wenige Tausendstel Millimeter breiten Spalt – den synaptischen Spalt – voneinander getrennt.

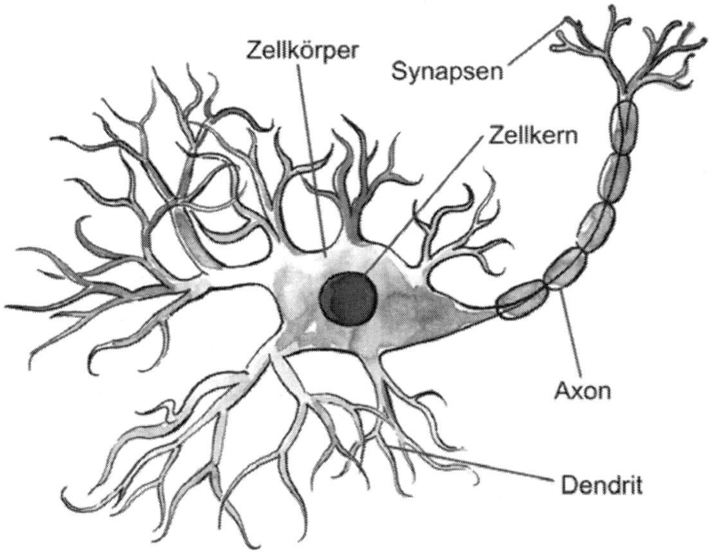

Die Nervenzelle besteht aus dem Zellkörper mit seinem Zellkern und den Fortsätzen. In den Dendriten kommen die Nachrichten an und werden über den Zellkörper in das Axon geleitet. An den Enden des Axons befinden sich Synapsen, die die Informationen an die Nachbarzellen weitergeben.

Wie funktioniert die Nachrichtenweiterleitung im Gehirn? In den Nervenzellen werden die Informationen durch elektrische Impulse weitergeleitet. Dies funktioniert nur, wenn der Reiz stark genug ist, um die jeweilige Nervenzelle zu aktivieren. Nur dann werden Signale erzeugt. Je stärker der elektrische Impuls, je höher die

Sendefrequenz, desto wichtiger ist die Botschaft. Da elektrische Impulse den synaptischen Spalt nicht überwinden können, benötigt der Organismus ein Übermittlungssystem – die Neurotransmitter beziehungsweise Botenstoffe. Mit deren Hilfe werden die Informationen zwischen den Zellen ausgetauscht.

Reizübertragung

Neurotransmitter bilden sich in den Enden der sendenden Nervenzellen und werden in speziellen Bläschen gelagert. Kommt dort ein elektrischer Impuls an, wird das Transmittersystem aktiviert. Die Botenstoffe werden in den synaptischen Spalt ausgeschüttet. An der empfangenden Nervenzelle befinden sich charakteristische Rezeptoren. An diese Andockstellen passen, nach dem Schlüssel-Schloss-Prinzip, nur die entsprechenden Neurotransmitter. Bindet sich ein Botenstoff an seinen Rezeptor, wird die Information an die empfangende Zelle abgegeben und zur Weiterleitung wieder in einen elektrischen Impuls umgewandelt.

Informationsweiterleitung und -umwandlung zwischen den Nervenzellen geschieht innerhalb von Millisekunden. Danach lösen sich die Neurotransmitter von den Rezeptoren und werden entweder umgehend in die Speicherbläschen zurückgebracht oder enzymatisch abgebaut. Die Abbauprodukte werden weitestgehend wieder zum Aufbau neuer Botenstoffe verwendet. Auch wenn das Transmittersystem ein hocheffizientes Recyclingsystem ist, können Neurotransmitter nicht eins zu eins wieder verwertet werden. Um dauerhaft eine ausreichende Versorgung sicherzustellen, müssen alle Grundbausteine in ausreichender Menge zur Verfügung stehen.

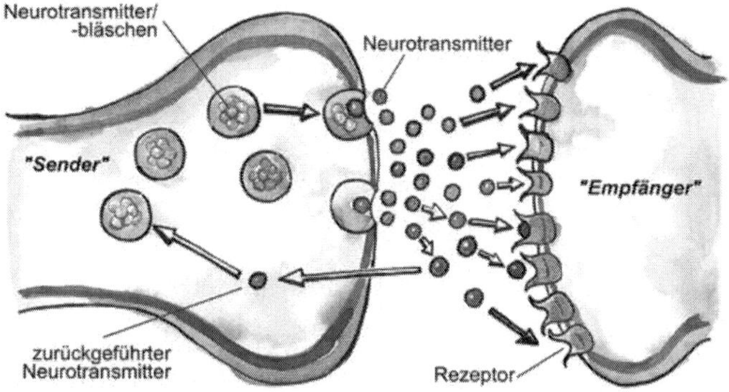

Das elektrische Signal wird an den Synapsen in ein chemisches umgewandelt. Botenstoffe werden freigesetzt, die den synaptischen Spalt überbrücken, sich an die Rezeptoren binden und so die Information an die Nachbarzelle weitergeben.

Um die Menge an Botenstoffen im Gehirn zu beschränken, werden Neurotransmitter nur in begrenzter Menge vom Körper hergestellt. Dies schützt das Gehirn vor einer Systementgleisung – ansonsten würde es Gefahr laufen, von Transmittern überflutet zu werden.

Komplexer Vorgang - Lernen

Kleinste Veränderungen in der Kommunikation zwischen den Zellen scheinen die Grundlage für ein lebenslanges Lernen zu sein. Wie Lernen genau funktioniert, ist im Detail nicht bekannt. Neurowissenschaftler gehen davon aus, dass der synaptische Spalt nicht nur bei der Informationsübermittlung, sondern auch in Lernprozessen eine zentrale Rolle spielt.

Lernen scheint dadurch gekennzeichnet zu sein, dass sich die Reizweiterleitung oder die Vernetzung der Zellen wandelt. Eine Veränderung tritt beispielsweise ein, wenn eine Zelle die Nachbarzelle häufiger aktiviert. Die Informationsübertragung durch Neurotransmitter wird immer effektiver, wodurch sich die Synapse – beziehungsweise die Vorgänge in ihr – folgendermaßen ändern könnten:

- Es werden mehr Botenstoffe ausgeschüttet.
- Die Flächen der Nervenenden werden vergrößert, so können sich zum Beispiel mehr Rezeptoren daran ansiedeln.
- Neue Kontaktstellen werden ausgebildet.

Alle diese Aktionen haben ein Ziel: die sendenden Nervenzellen werden immer besser darin, die Empfangenden zu aktivieren. Stellt man sich diesen Vorgang beispielsweise übertragen auf das Erlernen von Verkehrsregeln vor, so muss das Gehirn die Verbindung einer roten Ampel mit dem Stehenbleiben herstellen. Anfangs ist es nur eine schwache Vernetzung. Je öfter Signale von den Nervenzellen ausgesendet werden (so beudetet rotes Licht zum Beispiel „Stehenbleiben!“), desto schneller und effektiver funktioniert die Signalübertragung. Ein anfänglicher Informations-Trampelpfad wird allmählich zur tief verwurzelten Datenautobahn.

Zur verbesserten Weiterleitung von Nachrichten gibt es auch eine Gegenreaktion. Werden bestimmte Signale nicht mehr oder nur noch in geringem Maße genutzt, können sich die Synapsen wieder zurückbilden. Auch beim Erwachsenen können ständig neue Verbindungen entstehen und wieder getrennt werden – auch wenn das etwas komplizierter abläuft als im heranwachsenden Gehirn eines Säuglings.

Informationsspeicher Gehirn

Auch beim Gedächtnis stehen die Gehirnforscher noch vor vielen Rätseln. Klar ist, dass der Mensch verschiedene Möglichkeiten hat, Informationen, Eindrücke, Erfahrungen und Beobachtungen abzuspeichern. Geläufig ist die Unterscheidung in Kurz- und Langzeitgedächtnis.

Das Ultrakurzzeitgedächtnis dient als Puffer vor dem eigentlichen Kurzzeitgedächtnis. Hier findet die Auswahl der eingehenden Informationen nach Bedeutung statt. In Millisekunden entscheidet das Gehirn, inwieweit sie für das weitere Vorgehen – und damit Leben – wichtig genug sind, um behalten zu werden oder ob sie besser gleich wieder aus dem Bewusstsein verschwinden. Das meiste des täglich Erlebten wird im selben Moment wieder vergessen. Ist die erste Kontrollinstanz überwunden, kann das Kurzzeitgedächtnis mit dem, was als merkenswert erachtet wurde, arbeiten: beispielsweise können gerade gehörte Sätze wiederholt oder Rechenaufgaben im Kopf gelöst werden. Genauso gut gibt es Situationen, in denen das Kurzzeitgedächtnis versagt, zum Beispiel beim Gang in den Keller. Plötzlich hat man vergessen, was geholt werden sollte. Meist hilft es dem Gedächtnis, an den Ausgangsort zurückzugehen. Im Grunde ist es sogar vorteilhaft, wenn das Gehirn mal etwas vergisst, beachte man die enorme Informationsflut, die das Kurzzeitgedächtnis ständig bearbeiten muss.

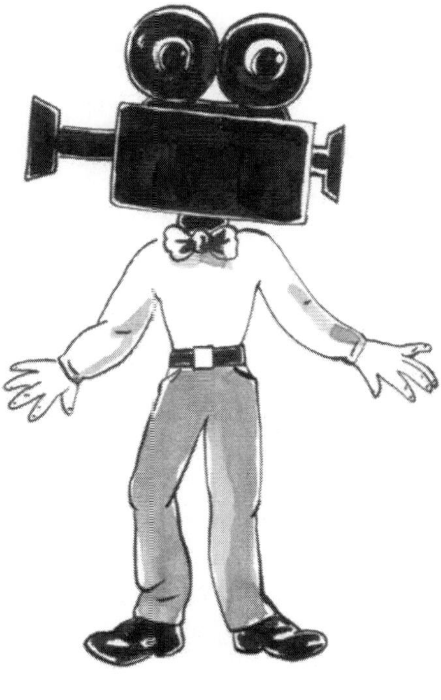

Der nächste Schritt beim Einprägen von Informationen und Erlebnissen ist der Übergang ins Langzeitgedächtnis, welches in verschiedene „Abteilungen" gegliedert ist. Es gibt zum Beispiel das Faktengedächtnis für Zahlen, Daten und Fakten. Im so genannten prozeduralen Gedächtnis werden Fertigkeiten gespeichert, die automatisiert ablaufen, über deren Durchführung also nicht mehr nachgedacht werden muss. Hier finden sich beispielsweise die Bewegungsabläufe, die zum Fahrradfahren nötig sind. Des Weiteren gibt es die Speicherung von Gefühlen. Die Art und Weise, in der Informationen in den unterschiedlichen Bereichen aufgenommen werden, kann grundverschieden sein. Fakten müssen teilweise mühsam erlernt werden und bleiben erst nach häufigem Wiederholen im Langzeitgedächtnis. Dagegen werden hoch emotionale Erlebnisse, wie der erste Kuss, im „Film des Lebens" gespeichert und sind oft nach Jahrzehnten noch abrufbar.

Informationsspeicherung zeigt sich durch ein verstärktes Netzwerk zwischen den Nervenzellen – den Datenautobahnen. Dies scheint ein ähnlicher Vorgang zu sein, wie bei den Denkprozessen beschrieben, wenn auch intensivierter. Die Verankerung erfolgt durch eine gleichzeitige Aktivierung bestimmter Gruppen von Nervenzellen. Je häufiger dies geschieht, desto fester und stabiler werden die synaptischen Verbindungen innerhalb dieses Nervenverbands. So muss anfangs beim Erlernen des Fahrradfahrens über jede Bewegung nachgedacht werden. Je öfter die Bewegungen ausgeführt werden, desto eher wird der Vorgang automatisiert und das Gehirn hat wieder Kapazitäten frei, sich mit der Umwelt zu beschäftigen.

Was für einen Sinn hat es, dass das Gehirn zeitlebens diese Fülle an Informationen verarbeitet? In erster Linie speichert es, was für die Zukunft wichtig zu sein scheint.

Mit all den Erinnerungen beeinflusst es einerseits die aktuellen Entscheidungen. Andererseits helfen sie, neue Erlebnisse und Informationen einzuordnen und ständig mit alten Erfahrungen abzugleichen, um sich gefahrlos in der Umwelt zurechtzufinden.

Sport und Hirnzellen

Viele Jahrzehnte lang ist die Wissenschaft davon ausgegangen, dass das Gehirn eine feste Struktur hat und sich im Laufe des Lebens automatisch abbaut. Es herrschte auch die Meinung vor, dass sportliche Betätigung keinen Einfluss auf die Durchblutung und den Stoffwechsel des Gehirns hat. Dies wird seit einigen Jahren schrittweise widerlegt. So konnte beispielsweise die Neubildung von kleinsten Blutäderchen im Gehirn aufgrund körperlicher Bewegung nachgewiesen werden. Dieses Phänomen wurde bis dahin nur beim Skelett und beim Herzmuskel beobachtet. Neben der Entstehung neuer Äderchen wurde im Jahr 1998 erstmals die Neubildung von Nervenzellen bei Erwachsenen nachgewiesen, was bis dahin als nicht möglich erachtet wurde. Körperliche Aktivität scheint diesen Vorgang zu unterstützen.

Das menschliche Gehirn kann sich ständig neuen Gegebenheiten und speziellen Erfordernissen anpassen. Es ist demnach formbar – ähnlich den Muskeln, die sich der individuellen Belastung anpassen. Sport kann zu einem Anstieg regionaler Gehirndurchblutung führen, wodurch die Neubildung und Vernetzung der Nervenzellen gefördert wird. Die Vernetzung wird insbesondere bei Bewegungsabläufen angeregt, die die Koordination und das Gleichgewicht fordern. Die 1998 erstmals nachgewiesene Neubildung von Nervenzellen fand im Hippocampus statt. Diese Gehirnregion ist unter anderem für Faktenwissen, räumliche Lern- und Gedächtnisprozesse, aber auch für die Erinnerung an persönliche Erfahrungen zuständig. Ohne diese Gehirnregion können keine Fakten und Erfahrungen gespeichert werden. Das rote Licht der Ampel bliebe für immer ein bedeutungsloses rotes Licht. Die Entstehung neuer Nervenzellen im Hippocampus verbessert das Lernvermögen und die Gedächtnisleistung insgesamt.

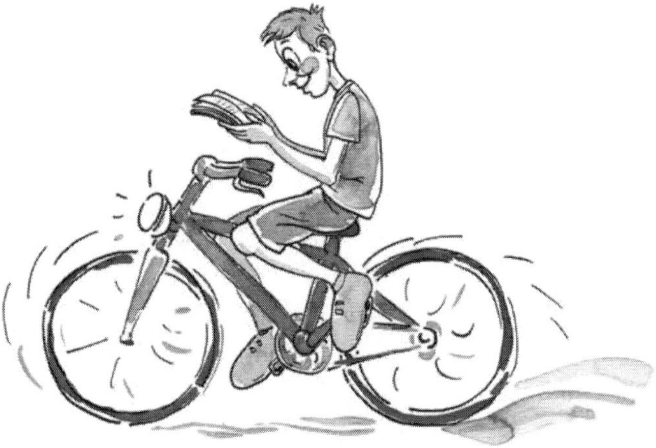

Zudem erhöht körperliches Training die Konzentration von Neurotransmittern im Gehirn. Die Informationsvermittlung wird effektiver gestaltet, wodurch Denken und Gedächtnis positiv beeinflusst werden.

Zusammengefasst ergibt sich folgendes Bild: für emotionale Prozesse, Gedächtnis und Lernfähigkeit scheint Sport von herausragender Bedeutung zu sein. Entgegen früheren Annahmen ist die Neubildung von Nervenzellen auch im Erwachsenenalter möglich. Voraussetzung dafür sind sowohl intellektuelle Herausforderungen (Gehirnjogging) als auch ein regelmäßiges Bewegungsprogramm. Dem Gehirnabbau kann demnach aktiv entgegengewirkt werden.

Nahrung für's Gehirn

So wie sich Muskeln bewegen wollen, will das Gehirn seine Joggingübungen ausführen. Und so wie Muskeln für ein optimales Training bestimmte Nährstoffe brauchen, geht es den grauen Zellen genauso. Essen wir tagtäglich Junkfood, brauchen wir uns nicht zu wundern, wenn das Gehirn streikt.

Noch Anfang des 20. Jahrhunderts verdiente der Großteil der Menschen seine Brötchen durch körperliche Arbeit. Büroarbeit – und damit Kopfarbeit – war Beamten und Akademikern vorbehalten. Natürlich braucht man auch beim Brötchen backen oder beim Bäume fällen das Gehirn, aber je öfter solche Tätigkeiten ausgeübt werden, desto selbstverständlicher laufen die Bewegungen ab und die grauen Zellen müssen sich nur noch in „Notsituationen" einschalten – in Situationen, die anders sind als „normalerweise". Heutzutage verbringen immer mehr Menschen den ganzen Tag sitzend und mit dem Computer arbeitend. Auch die Freizeitaktivitäten sehen anders aus als noch vor 100 Jahren. Der große Freizeitanteil, der vor dem Fernseher verbracht wird, fordert das Gehirn zusätzlich – bei relativ niedrigem Energieverbrauch. Diese Veränderungen im Lebensstil bringen auch andere Anforderungen an die Ernährung mit sich.

Das Gehirn ist ein sehr aktives Organ mit einem verhältnismäßig hohen Sauerstoff- und Energiebedarf. Darum weg von der Holzfällerernährung hin zu Brainfood – schließlich wollen Sie Ihr Gehirn optimal bei seiner Arbeit unterstützen ohne gewichtsmäßig aus dem Ruder zu laufen, oder?

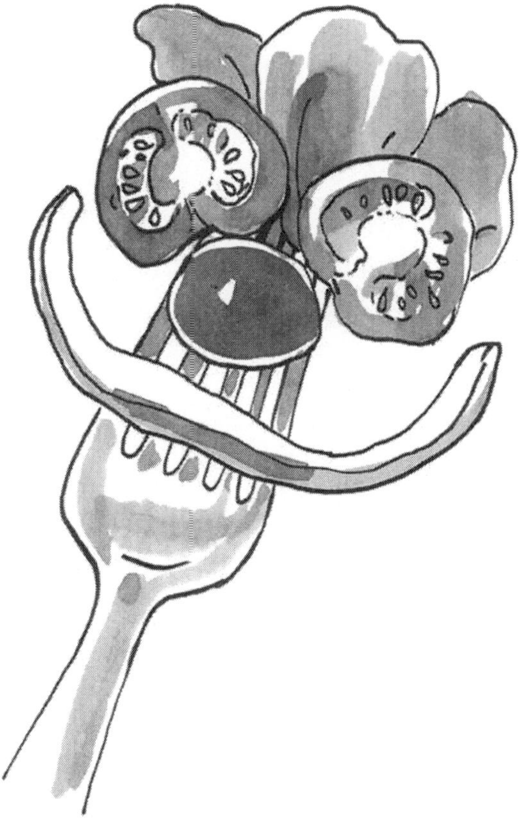

Last und Lust der Kohlenhydrate

Unsere Nervenzellen im Gehirn benötigen genauso Energie wie unsere Muskelzellen. Aber anders als die Muskeln kann unser Gehirn nur aus Glukose – dem Traubenzucker – Energie gewinnen. „Super!“ werden Sie begeistert denken, wenn Sie Liebhaber von Süßigkeiten sind. „Dann ist meine Schokolade am Vormittag und mein Kuchenstück nachmittags genau das, was mein Hirn braucht!“ Wie so oft im Leben trügt der erste Anschein. Um zu verstehen, welche Energiequelle für unsere grauen Zellen die ideale ist, möchte ich Sie einladen sich ein bisschen eingehender mit den Zuckerarten in unseren Lebensmitteln zu befassen!

Kohlenhydrate ist der Überbegriff für eine ganze Reihe von Zuckern – angefangen vom Einfach- bis hin zum Mehrfachzucker. Die Einteilung erfolgt nach der Menge an verbundenen Zuckermolekülen. Der Einfachzucker hat demnach ein Molekül und beim Mehrfachzucker verbinden sich mehrere Moleküle miteinander. Von unserem Organismus, und damit auch von unserem Gehirn, kann Zucker nur in seiner kleinsten Form aufgenommen werden, also als Einfachzucker. Trotzdem heißt das nicht, dass Lebensmittel mit besonders viel Einfachzucker besonders gut sind fürs Gehirn.

Naturprodukt Honig

Oft wird behauptet, dass Honig auch nicht gesünder sei als Haushaltszucker. In zwei Punkten stimmt das durchaus: beide haben einen hohen Anteil an Einfachzucker und beide können sich schädlich auf die Zahngesundheit auswirken.

Im Gegensatz zum Haushaltszucker sind aber im naturbelassenen, nicht erwärmten Honig, nicht nur Trauben- und Fruchtzuckermoleküle. Neben Mineralstoffen und Vitaminen enthält er unter anderem Enzyme, Aromastoffe, Säuren und Antioxidantien. Mehr als 300 Stoffe sind mittlerweile bekannt, deren komplexes Zusammenwirken im Detail nicht erforscht ist. All diese Inhaltsstoffe sind nur in sehr geringen Mengen vorhanden. Dies veranlasst viele Wissenschaftler dem Honig einen gesundheitlichen Nutzen abzusprechen. Dennoch spielt er bereits seit Jahrtausenden eine wichtige Rolle in unserer Ernährung und als alternatives Heilmittel zum Beispiel bei Husten und Halsschmerzen.

Übrigens enthält der Honig auch den Neurotransmitter Acetylcholin. Vielleicht unterstützt der Honig auch ohne wissenschaftlichen Nachweis unseren Denkapparat?!

Ein Blick auf die Kohlenhydrate

Kohlenhydrate entstehen in den Pflanzen während der Photosynthese. Die Pflanze wandelt das gasförmige Kohlendioxid und Wasser mit Hilfe von Chlorophyll (dem grünen Pflanzenfarbstoff) und Sonnenenergie in

Sauerstoff und Einfachzucker um. Im nächsten Schritt entstehen dann die Zwei- und Mehrfachzucker.

Schauen wir uns die wichtigsten Kohlenhydrate für die menschliche Ernährung an:

Monosaccharide (Einfachzucker)

Einfachzucker sind die kleinsten Bestandteile der Kohlenhydrate. Nur in dieser Form wird Zucker im menschlichen Organismus verwertet. Monosaccharide werden schnell aus dem Darm in die Blutbahn geschleust.

Nicht immer läuft dieser Transport reibungslos ab. Fruktose wird üblicherweise über die Darmschleimhaut in die Blutbahn zur Leber transportiert. Dort findet ihre Weiterverarbeitung statt. Ist das Transportsystem „GLUT-5", das für den Fruchtzuckertransport verantwortlich ist, gestört, entsteht eine Fruktoseintoleranz. Fruchtzucker kann in diesem Fall nicht oder nicht ausreichend weitertransportiert werden. Er bleibt größtenteils im Darm. Im Dickdarm angelangt, wird er von dort ansässigen Bakterien vergoren. Es entstehen kurzkettige Fettsäuren und Gase. Die Fettsäuren regen die Darmbewegung an, was eine schnellere Darmentleerung als üblich, bis hin zu Durchfällen, nach sich ziehen kann. Sammeln sich die Gase in der Dickdarmschleife im Oberbauch, können Blähungen, Bauchkrämpfe und Übelkeit die Folge sein.

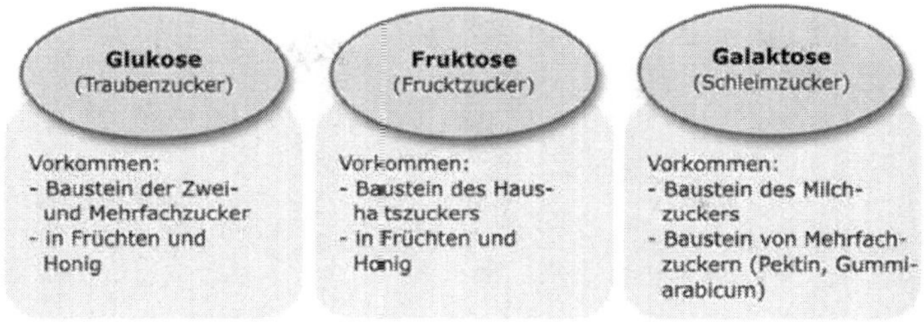

Diese Symptome müssen allerdings nicht von einer Unverträglichkeit herrühren, da „GLUT-5“ nur eine beschränkte Kapazität aufweist. Erwachsene, deren Fruktosetransport einwandfrei funktioniert, überlasten das System ab einem Verzehr von ca. 50 g Fruchtzucker in der Stunde. Alle eben genannten Symptome können dann auftreten.

Disaccharide (Zweifachzucker)

Damit Zweifachzucker vom Organismus verwendet werden können, wird dieser in seine Einzelteile aufgespalten. Hierzu stehen ihm – je nach Zuckerart – spezifische Enzyme zur Verfügung.

Besteht ein Mangel an dem zuckerspaltenden Enzym „Laktase“, kommt es zur Laktoseunverträglichkeit. In diesem Fall kann Milchzucker nicht oder nicht ausreichend aufgespalten werden. Er ist ein Teil der Milch und somit auch in Milchprodukten vorhanden. Zusätzlich wird er in zahlreichen industriell hergestellten Lebensmitteln verwendet. In besonders schweren Fällen von Laktoseunverträglichkeit fehlt das Enzym komplett, so dass Milchzucker vollständig gemieden werden muss. In leichteren Fällen können jedoch kleine Mengen an Laktose verdaut werden.

Die Folgen einer Laktoseunverträglichkeit entsprechen denen einer Fruktoseintoleranz. In beiden Fällen verursacht der unverdaute Zucker im Dickdarm für den Betroffenen unangenehme Symptome. Auch bei dieser Unverträglichkeit sind die Beschwerden sehr abhängig von der verzehrten Menge und der individuellen Toleranzschwelle des eigenen Körpers.

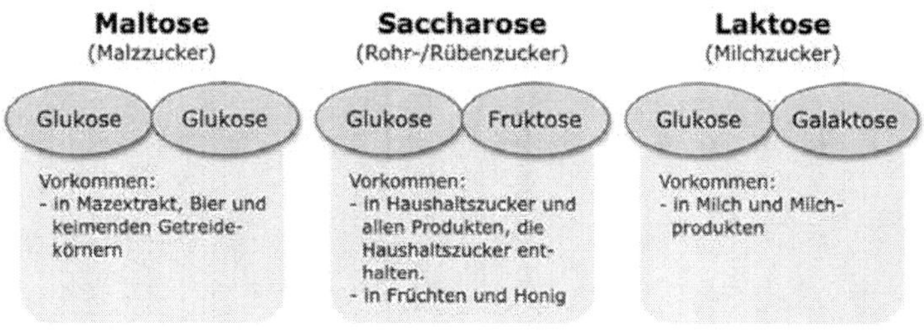
Maltose
(Malzzucker)
Glukose
Glukose
Vorkommen:
- in Mazextrakt, Bier und keimenden Getreidekörnern
Saccharose
(Rohr-/Rübenzucker)
Glukose
Fruktose
Vorkommen:
- in Haushaltszucker und allen Produkten, die Haushaltszucker enthalten.
- in Früchten und Honig
Laktose
(Milchzucker)
Glukose
Galaktose
Vorkommen:
- in Milch und Milchprodukten

Polysaccharide (Mehrfachzucker)

Mehrfachzucker bestehen aus einer großen Anzahl von aneinander gebundenen Einfachzuckern. Die für die menschliche Ernährung relevanten, kann man in Speicher- und unverdauliche Polysaccharide einteilen.

Polysaccharide, die der Kohlenhydratspeicherung dienen, sind Stärke und Glykogen. Stärke ist die pflanzliche Speicherform, die vorwiegend in den Knollen, Wurzeln und Samen zu finden ist, wie zum Beispiel in Kartoffeln, Möhren und Getreide. Während der Verdauung wird sie Stück für Stück aufgespalten. Dieser Vorgang beginnt bereits im Mund. Die Spaltung geht so lange weiter, bis die Mehrfachzucker in ihre kleinsten Bestandteile zerlegt sind und der Energiegewinnung zur Verfügung stehen. Im menschlichen Organismus können überschüssige Kohlenhydrate als Glykogen gespeichert werden, das bei Bedarf schnell wieder abgebaut wird.

Im Gegensatz dazu können die Verbindungen der unverdaulichen Polysaccharide – die Ballaststoffe – von der menschlichen Verdauung nicht aufgespalten werden. Trotzdem sind sie für die Darmtätigkeit notwendig. Sie erhöhen das Stuhlvolumen, was die Darmbewegungen unterstützt und dienen einer schnellen und langanhaltenden Sättigung. Außerdem regen sie das Wachstum der erwünschten Darmbakterien an und tragen dadurch zu einer Stärkung unseres Immunsystems bei. Die wichtigsten Ballaststoffe der menschlichen Ernährung sind Cellulose, Hemicellulose, Pektin und Inulin.

Nehmen wir über die Ernährung Kohlenhydrate auf, so werden sie im Laufe der Verdauung zu Einfachzucker abgebaut. Besteht unser Essen hauptsächlich aus diesen kleinsten Molekülen, muss wenig Verdauungsarbeit geleistet werden, um den Zucker zu zerkleinern. Im Dünndarm geht er in die Blutbahn über und erhöht den Blutzuckerspiegel. Essen wir so genannte Mehrfachzucker, wie sie zum Beispiel in Gemüse, Vollkornprodukten oder Hülsenfrüchten enthalten sind, so verlängert sich der Verdauungsvorgang. Die Kohlenhydrate müssen in mehreren Schritten aufgespalten werden. Dadurch verlangsamt sich die Geschwindigkeit in der der Zucker an die Blutbahn abgegeben wird.

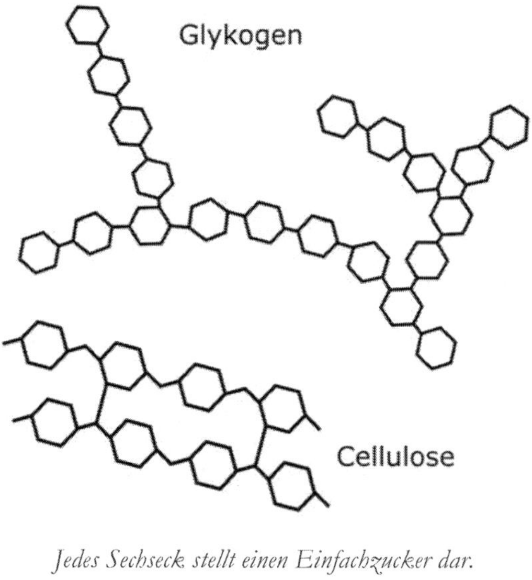

Jedes Sechseck stellt einen Einfachzucker dar.

Jede Abgabe von Zucker an die Blutbahn wird von der Bauspeicheldrüse registriert, die daraufhin Insulin ausschüttet. Insulin bindet sich an spezielle Rezeptoren der Muskelzellwände. Die Membran wird dadurch für Glukose durchlässiger und der Transport des Blutzuckers in die Zellen wird ermöglicht. Insulin ist sozusagen der Türöffner für Glukose. Mit Hilfe des Insulins kann der im Blut vorhandene Zucker von den Muskelzellen aufgenommen werden.

Insulin reagiert sehr stark auf ansteigende Blutzuckerwerte: schießt schnell eine große Menge an Zucker ins Blut – was unter anderem nach dem Verzehr von Süßigkeiten, Weißmehlprodukten und zuckerhaltigen Getränken (Softdrinks) der Fall ist – so wird schnell viel Insulin zum Abtransport bereitgestellt. Viel Insulin heißt, dass die Glukose sehr schnell in die Zellen gelangt und der Blutzuckerspiegel wieder rasant absinkt – meist sogar unter den Ausgangswert. Unser Blutzuckerspiegel signalisiert uns dann durch das Gefühl von Hunger, dass er unterzuckert ist. Das heißt, wir brauchen so schnell wie möglich Nachschub, um unseren Blutzuckerspiegel wieder zu normalisieren.

Wird Mehrfachzucker verdaut, verlangsamt sich die Geschwindigkeit in der der Zucker an die Blutbahn abgegeben wird. Die Insulinproduktion der Bauchspeicheldrüse verlangsamt sich, der Blutzuckerspiegel erhöht sich gemächlich und wird dementsprechend langsam wieder abgebaut. Folglich steht dem Körper wesentlich länger Energie in Form von Glukose zur Verfügung.

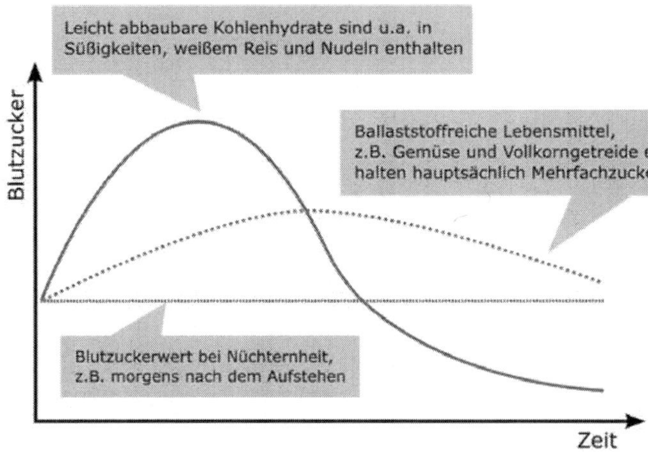

Unser Blutzuckerspiegel: Ein-, Zwei- und Mehrfachzucker werden unterschiedlich schnell verdaut und ins Blut abgegeben. Dies wirkt sich entsprechend auf den Blutzuckerspiegel aus.

Sind die Zellen ausreichend mit Glukose versorgt und zirkuliert gleichzeitig noch Zucker im Blut, so hat unser Körper die Möglichkeit, ein wenig Glukose in Form von Glykogen zu speichern. Glykogen kann bei Bedarf schnell wieder in Glukose umgewandelt werden, um dann der Energiegewinnung zur Verfügung zu stehen.

Die Glykogenspeicher verhindern ein plötzliches Absinken des Blutzuckerspiegels. Allerdings ist die Speicherkapazität relativ gering. So sind bereits nach der nächtlichen Essenspause die Speicher relativ leer. Um unser Gehirn kraftvoll in den Tag starten zu lassen, sollte deshalb ein kohlenhydrathaltiges Frühstück fester Bestandteil unserer morgendlichen Gewohnheiten sein.

Notration Traubenzucker?

Wer schon mal vollkommen unterzuckert in einer Prüfung gesessen hat, der weiß vielleicht, dass Traubenzucker als Notration wahre Wunder wirken kann. Leider ist dieser Erfolg nur von kurzer Dauer, was aber manchmal, bei einem akuten Leistungsabfall, ausreichen kann. Etwas langsamer – und damit auch langfristiger – unterstützen wir unser Gehirn zum Beispiel mit Trockenfrüchten, idealerweise kombiniert mit Nüssen. Gerade in Prüfungssituationen kann Studentenfutter hilfreich für unseren Denkapparat sein.

Das Gehirn auf Egotrip

Das Frühstück erleichtert uns zwar das Denken, aber zur Not geht es auch ohne morgendliche Nahrungsaufnahme. Denn unser Gehirn ist egoistisch: es versorgt sich vor allen anderen Organen in unserem Körper mit Energie. Selbst in größten Hungerzeiten achtet unserer Gehirn darauf, dass es immer ausreichend Glukose erhält. Können in solchen Extremsituationen bei anderen Organen Gewichtsverluste von bis zu 40% festgestellt werden, bleibt das Gewicht des Gehirns nahezu unverändert. Das bedeutet, dass sich das Gehirn in Bezug auf die Nährstoffversorgung die höchste Priorität einräumt.

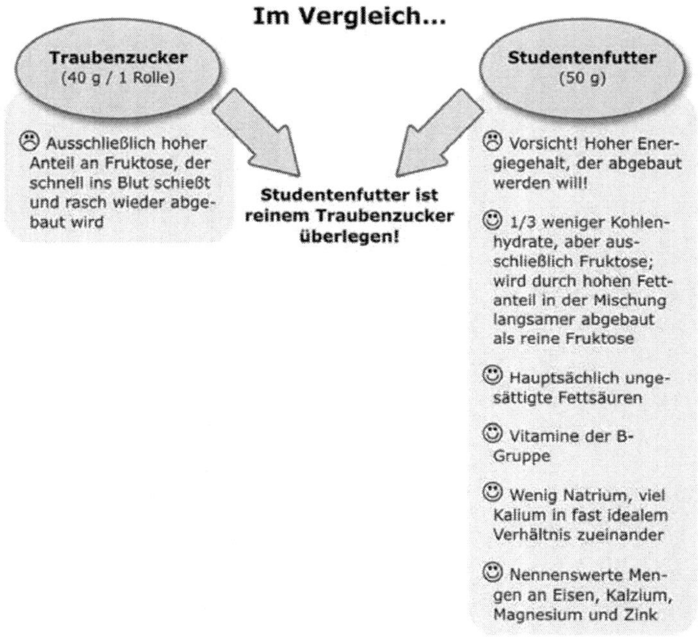
Im Vergleich...
Traubenzucker
(40 g / 1 Rolle)
☹ Ausschließlich hoher Anteil an Fruktose, der schnell ins Blut schießt und rasch wieder abgebaut wird
Studentenfutter ist reinem Traubenzucker überlegen!
Studentenfutter
(50 g)
☹ Vorsicht! Hoher Energiegehalt, der abgebaut werden will!
☺ 1/3 weniger Kohlenhydrate, aber ausschließlich Fruktose; wird durch hohen Fettanteil in der Mischung langsamer abgebaut als reine Fruktose
☺ Hauptsächlich ungesättigte Fettsäuren
☺ Vitamine der B-Gruppe
☺ Wenig Natrium, viel Kalium in fast idealem Verhältnis zueinander
☺ Nennenswerte Mengen an Eisen, Kalzium, Magnesium und Zink

Studentenfutter liefert über einen längeren Zeitraum Energie, viele Vitamine und Mineralstoffe. Dagegen hat Traubenzucker nur Energie, die auch noch schnell verpufft.

Der Energiestoffwechsel des Gehirns ist insulinunabhängig. Das heißt, die Nervenzellen brauchen keinen Türöffner, um Glukose aufzunehmen. Alarm wird sofort geschlagen, wenn die Nervenzellen im Gehirn energetisch unterversorgt sind. Woraufhin die Insulinproduktion in der Bauchspeicheldrüse solange unterdrückt wird, bis wieder ausreichend Zucker für alle Zellen und Organe vorhanden ist.

Energiebedarf

Unsere grauen Zellen verbrauchen große Mengen an Glukose, etwa 130 g pro Tag. Wenn man bedenkt, dass das Gehirn nur etwa zwei Prozent des gesamten Körpergewichtes ausmacht, so verbraucht es eine bemerkenswerte Energiemenge.

Umgerechnet stellen 130 g Glukose ca. 2200 kJ (520 kcal) dar oder die Gesamtenergiemenge, die in einer 100-Gramm-Tafel Milchschokolade steckt. Das ist bereits mehr als ein Viertel des täglichen Energiebedarfs einer Frau im besten Alter, die ihren Tag am Schreibtisch verbringt.

Männer haben einen kleinen Vorteil: so verbraucht das Gehirn des Bürokollegen – ebenfalls mittleren Alters – im Verhältnis etwas weniger als ein Viertel seiner Tagesenergie. Bei Männern bleibt demnach mehr Energie übrig für das tägliche Muskelspiel.

Nahrung für die grauen Zellen

Was bedeutet das konkret für unsere grauen Zellen? Um den Blutzuckerspiegel so niedrig wie möglich zu halten, aber trotzdem genug Glukose verfügbar zu haben, empfiehlt es sich ballaststoffreiche Lebensmittel zu essen. In diesen Lebensmitteln sind die Kohlenhydrate in komplexer Form gebunden und werden erst nach und nach abgebaut. Der große Vorteil: es ist genug für alle da – das Gehirn muss nicht mit den Muskeln oder anderen Zellen um den Zucker konkurrieren.

Ballaststoffreiche Lebensmittel sind vor allem Vollkornprodukte, Hülsenfrüchte und Gemüse. Aber auch viele Früchte erfüllen diese Anforderungen.

Fruchtzuckerfalle

Wir sollen mehr Obst und Gemüse essen, so oder ähnlich lauten die Empfehlungen der Deutschen Gesellschaft für Ernährung. Das führt dazu, dass der Fruchtzucker bei vielen Menschen ein besonders gesundes Image hat. Aber ist Fruchtzucker wirklich gesünder als normaler Haushaltszucker?

Fruchtzucker ist von Natur aus in Obst und Honig. In dieser Form wird er von den meisten Menschen problemlos verstoffwechselt – vorausgesetzt, wir essen nicht zwei Kilo Erdbeeren auf einmal. Das würde unser Fruktosetransportsystem „GLUT-5" überfordern und hätte wahrscheinlich Verdauungsprobleme zur Folge.

Nicht nur in Früchten und Honig finden wir Fruktose. Es gibt ihn auch in „versteckter" Form. Versteckt zum Beispiel in Erfrischungsgetränken, Fruchtjoghurts und Gummibärchen. Aber auch in Ketchup oder gar in Brotaufstrichen kann man ihn entdecken. In vermeintlich gesunden Lebensmitteln wie Smoothies finden sich oft große Mengen dieser „natürlichen" Süße: in einer 250 ml Flasche können beispielsweise bis zu 30 g Fruchtzucker enthalten sein.

Aufgrund der natürlich begrenzten Aufnahme von Fruktose aus dem Darm in die Blutbahn, sollte ein übermäßiger Verzehr fruktosehaltiger Lebensmittel vermieden werden. Übermäßig bedeutet in diesem Zusammenhang, dass ein gesundes Verdauungssystem bis zu 50 g Fruktose pro Stunde weitertransportieren kann. Im Übrigen wird Fruchtzucker im Körper schneller in die Fettdepots eingelagert als Glukose und das, ohne ein Sättigungsgefühl auszulösen. Deshalb Vorsicht vor der Kalorienfalle Fruchtzucker! Obst – und damit auch der in den Früchten enthaltene Zucker – gehört zu einer ausgewogenen Ernährung. Auf zusätzlichen Fruchtzucker sollte besser verzichtet werden.

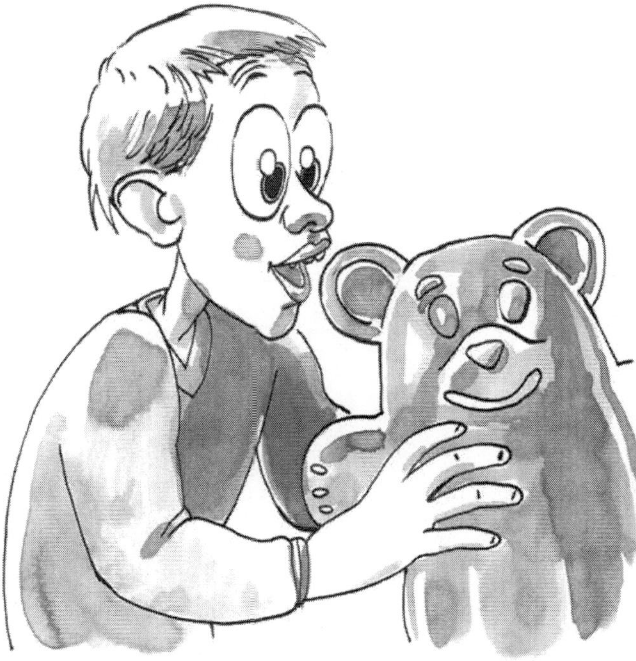

Essen wir morgens Haferflocken mit frischen Früchten oder einen Fruchtsalat und danach ein Vollkornbrot mit Butter und Honig, haben wir schon viel getan um den Tag hirngerecht zu beginnen. Natürlich geht es auch herzhaft: ein Vollkornbrot mit Schinken oder Hartkäse und dazu einen Paprikasalat erfüllt alle Voraussetzungen, dass wir den Vormittag konzentriert verbringen können.

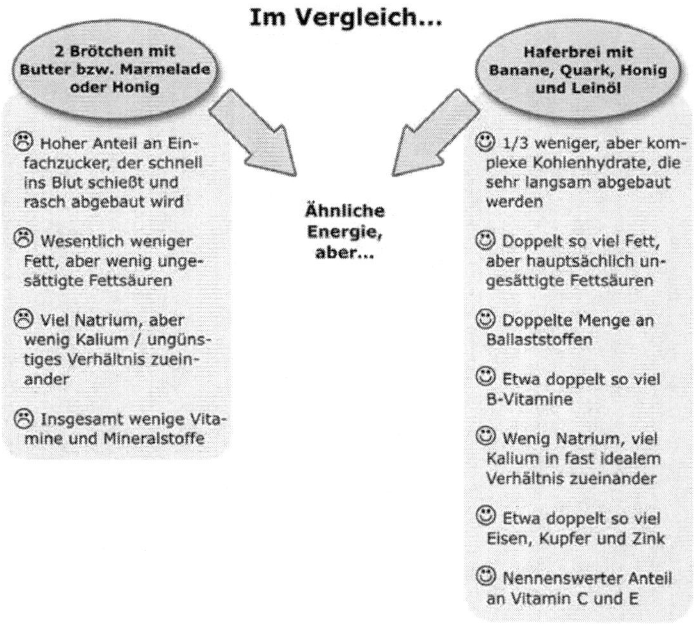
Im Vergleich...
2 Brötchen mit Butter bzw. Marmelade oder Honig
☹ Hoher Anteil an Einfachzucker, der schnell ins Blut schießt und rasch abgebaut wird
☹ Wesentlich weniger Fett, aber wenig ungesättigte Fettsäuren
☹ Viel Natrium, aber wenig Kalium / ungünstiges Verhältnis zueinander
☹ Insgesamt wenige Vitamine und Mineralstoffe
Ähnliche Energie, aber...
Haferbrei mit Banane, Quark, Honig und Leinöl
☺ 1/3 weniger, aber komplexe Kohlenhydrate, die sehr langsam abgebaut werden
☺ Doppelt so viel Fett, aber hauptsächlich ungesättigte Fettsäuren
☺ Doppelte Menge an Ballaststoffen
☺ Etwa doppelt so viel B-Vitamine
☺ Wenig Natrium, viel Kalium in fast idealem Verhältnis zueinander
☺ Etwa doppelt so viel Eisen, Kupfer und Zink
☺ Nennenswerter Anteil an Vitamin C und E

Mit einem fruchtigen Getreidebrei können Sie optimal in den Tag starten.

Wenn uns der Hafer sticht

Vollkorn ist für die menschliche Ernährung ein wertvoller Lieferant aller möglichen Nährstoffe. Dabei gilt Hafer als das Königsgewächs unter unseren Getreidearten. Es enthält bis zu 20% hochwertiges Eiweiß, ca. 7% Fett in sehr günstiger Zusammensetzung, Vitamine und Mineralstoffe. Was ihn aber besonders attraktiv für unsere Ernährung macht, ist sein hoher Ballaststoffanteil. Ein Teil davon sind so genannte lösliche Ballaststoffe. Sie haben einen positiven Einfluss auf die körpereigene Cholesterinbildung. Die Nährstoffe – vor allem die Kohlenhydrate – werden durch den Ballaststoffanteil nur langsam aus dem Speisebrei gelöst und abgebaut. Der Blutzuckerspiegel steigt gemächlich an, wodurch dem Körper lange Energie zur Verfügung steht.

Dass Hafer ein besonderes Getreide ist, wussten schon die alten Germanen: damals gehörte der Haferbrei zu den Leckereien.

Nun noch einmal zurück zu den Süßigkeitenliebhabern. Schnell verdauliche Kohlenhydrate haben starke Auswirkungen auf den Blutzuckerspiegel. Allerdings bedeutet der Blutzuckerspiegel nicht Alles in der Ernährung. Schließlich soll nicht nur die Vernunft zum Zuge kommen, sondern auch Geschmack und Wohlbefinden.

Deshalb möchte ich an dieser Stelle ein kleines Plädoyer für die Seele halten: oft sind es die kleinen süßen Verführungen, die unserem Gemüt so richtig gut tun. Unsere Süßvorliebe wurde uns schon in die Wiege gelegt. Die süße Muttermilch bedeutet für den Säugling nicht nur Nahrungsaufnahme, sondern – durch den

Hautkontakt beim Stillen – auch Geborgenheit. Somit ist es nachvollziehbar, dass viele Menschen den Genuss von Süßem mit angenehmen Gefühlen verbinden.

Am besten gönnen wir uns das Stückchen Schokolade oder die Hand voll Gummibärchen direkt nach dem Essen – dann ist der Einfluss, den die Süßigkeiten auf den Blutzuckerspiegel haben, relativ gering. Allerdings sollte immer bedacht werden: Süßigkeiten sind zum maßvollen Genuss geeignet und nicht zum massenhaften Konsum! Nur dann können wir das wohlige Gefühl ohne langfristige Folgen genießen.

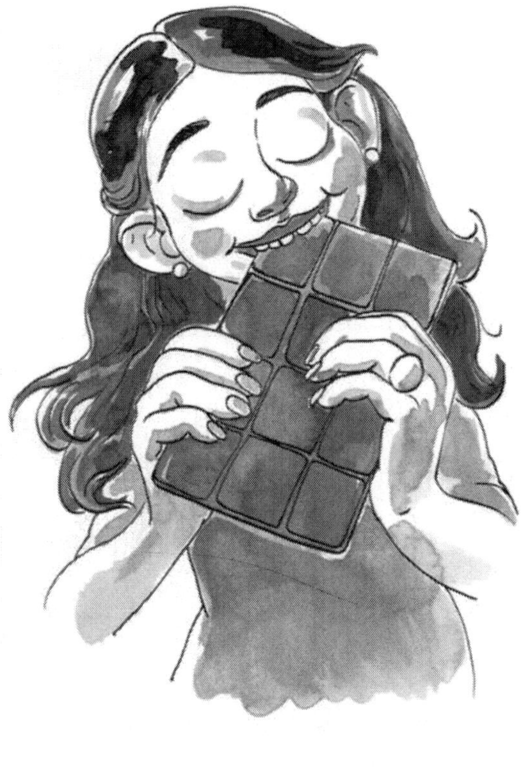

Macht Fett träge?

Fett – seit Jahren verteufelt und doch so wichtig für uns! Wir brauchen es zum Beispiel als Transportmittel für fettlösliche Vitamine, als Zellbaustoff, als Schutz für unsere Organe und nicht zu Letzt als Energielieferanten. Trotz all dieser positiven Eigenschaften hat kaum ein Nährstoff einen schlechteren Ruf. Warum ist das so?

Fett hat in etwa den doppelten Energiegehalt wie Zucker und Eiweiß. Dies führt dazu, dass sich bei übermäßigem Fettverzehr auch das eine oder andere Fettpolster an unseren Problemzonen anlagert. Das geschieht genauso, wenn wir übermäßig viel Zucker essen. Ein zu viel an Energie heißt, dass sich unser Körper für schlechte Zeiten rüstet und überflüssige Energie in Form von Fett speichert.

Aber zurück zu unser Ausgangsfrage: Macht Fett träge? Wenn wir einen fetten Schweinebraten mit Knödel und Soße essen, dann ist dessen Verarbeitung für unseren Körper eine Herausforderung. Zumal die Verdauung von Fett wesentlich länger dauert als die von Eiweiß oder Zucker. Für die Verdauungsarbeit braucht unser Körper viel Blut, das dann an anderen Stellen im Körper fehlt. Da bleibt auch für unsere grauen Zellen wenig übrig. Anstatt sich dann vor dem Computer zu quälen, hilft eigentlich nur noch die alte Weisheit: „Nach dem Essen sollst Du ruhen oder 1.000 Schritte tun!" Wenn wir uns nach der Mahlzeit stark konzentrieren müssen, dann verzichten wir am besten auf üppiges und sehr fettes Essen. Da ist eher die leichte Gemüseküche von Vorteil.

Wann, warum, wie viel von welchem Fett?

Sie kaufen Ihr Fleisch in Bioqualität? Milchprodukte wie Käse, Butter, Joghurt und Kefir kommen bei Ihnen regelmäßig auf den Tisch? Sie gönnen sich qualitativ hochwertige Speiseöle, und zwar nicht nur Sonnenblumenöl? Und das Ganze runden Sie mit Fischmahlzeiten ab? Dann ist Ihr Körper wahrscheinlich optimal mit Fetten in der richtigen Kombination versorgt.

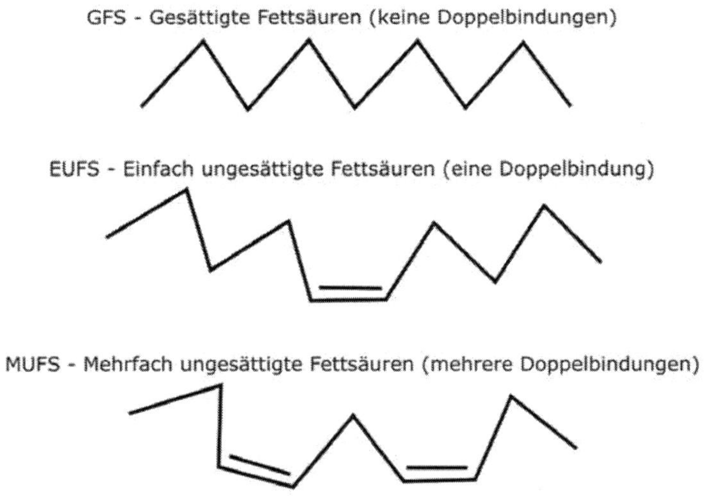

Die Festigkeit von Fetten wird durch die Kettenlänge und die Anzahl der Doppelbindungen bestimmt. Langkettige, gesättigte Fettsäuren bilden stabile Kristallgitter und sind in ihrer Konsistenz bei Raumtemperatur fest (z.B. Schweineschmalz, Butter, Kokosfett). Durch Doppelbindungen entstehen Knicke in den Ketten. Diese verhindern die Bildung stabiler Kristallgitter. Je mehr Doppelbindungen vorhanden sind, desto flüssiger ist das Fett (z.B. Olivenöl oder Leinöl).

Schauen wir uns die Fette trotzdem etwas genauer an: die in unserer Ernährung vorkommenden Fette bestehen hauptsächlich aus verschiedenen Fettsäuren. Diese werden anhand ihrer Bindungen eingeteilt in gesättigte (GFS), einfach ungesättigte (EUFS) und mehrfach ungesättigte Fettsäuren (MUFS).

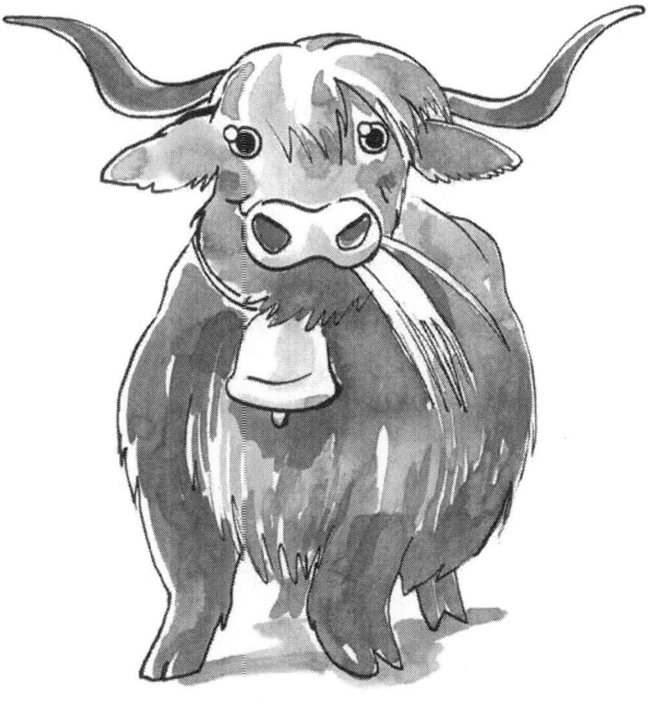

Fette und Öle sind immer ein Gemisch aus unterschiedlichen Fettsäuren. Sie können – bis auf wenige Ausnahmen – vom Organismus umgebaut werden. Bei Bedarf werden sie verlängert oder verkürzt, Doppelbindungen können auf- oder abgebaut werden. Dadurch entstehen die verschiedenen Fettsäuren mit ihren facettenreichen Aufgaben im Körper. So vielfältig die Fettsäuren sind, so unterschiedlich sind auch die fettreichen Lebensmittel: Nüsse, Ölsamen, Speiseöle, fettes Fleisch, viele Wurst- und Käsesorten, fetter Kaltwasserfisch, aber auch Früchte wie Avocados oder Oliven enthalten einen hohen Anteil an Fett.

Es ist äußerst unsinnig, Lebensmittel nur aufgrund ihrer Fettmenge als ungesund abzustempeln. Entscheidend ist die Fettqualität! Wir sollten von bestimmten Fettsäuren nicht einseitig viel aufnehmen. So bestehen beispielsweise Fleisch, Milch und Eier zu einem Großteil aus gesättigten Fettsäuren. Sie enthalten aber auch ungesättigte Fettsäuren. Fleisch von Weidevieh oder Wild hat sogar einen nennenswerten Anteil an mehrfach ungesättigten Fettsäuren. Man kann also davon ausgehen, dass die Fettqualität gerade bei tierischen Lebensmitteln extrem von der Fütterung abhängig ist. Bei Fleisch und tierischen Lebensmitteln aus artgerechter Haltung – und damit in Bioqualität – ist die Fettzusammensetzung für den Körper durchaus empfehlenswert.

Wilde Mädels

Blätter, Gräser, Moose und Farne weisen einen hohen Anteil an Omega-3-Fettsäuren auf. Tiere, die sich vorwiegend von diesen Pflanzen ernähren, haben eine sehr günstige Fettzusammensetzung. Dies ist bei Wildfleisch und bei Tieren, die überwiegend auf Weiden gehalten werden, der Fall. In der Massentierhaltung werden die Tiere mit allem Möglichen – und Unmöglichen – gefüttert. So wird Mais und Soja verfüttert, gängige Futtermittel, die oft genmanipuliert sind. Aber auch Weizen, Raps, Lupine, Biertreber und Magermilchpulver werden dem Futter beigemischt. Ob dies einer artgerechten Fütterung entspricht sei dahingestellt. Fest steht aber, dass Sojabohnen und Getreide einen hohen Anteil an Omega-6-Fettsäuren enthalten. Dementsprechend ändert sich das Fettsäuremuster von getreidegefütterten Tieren zu Ungunsten der Omega-3-Fettsäuren. So wurde ein Lebensmittel, das uns über Jahrtausende in unserer Ernährung begleitete, umfunktioniert in ein Produkt, das wir nur noch selten konsumieren sollten. Die gute Nachricht für alle Fleischliebhaber: Biofleisch, also Fleisch von artgerecht gehaltenen Tieren, ist für unsere Ernährung positiv. Allerdings sollten wir auf den hohen Energiegehalt achten, uns also der Fleischmenge entsprechend auch bewegen. Oder alternativ das Fleisch mengenmäßig als Beilage betrachten und das Gemüse als Hauptgericht – auch so kann der Energiegehalt reduziert werden.

Die schlechte Nachricht: Fleisch aus artgerechter Tierhaltung kostet mehr als solches aus Massentierhaltung. Die Frage ist, ob uns unsere Gesundheit so viel wert ist? Falls Sie sich das hochwertigere Biofleisch nicht leisten können und trotzdem nicht auf Fleisch verzichten wollen, dann ist es zumindest empfehlenswert auf die fettärmeren Fleischstücke zurückzugreifen.

Noch deutlicher wird dies am Beispiel von Nüssen. Diese standen wegen ihres hohen Fettanteils lange Zeit auf der roten Liste der Nahrungsmittel. Es wurde davon abgeraten Nüsse zu verzehren, bestenfalls durften wir sie selten konsumieren. Glücklicherweise findet hier gerade ein Umdenken statt. Nüsse – und hier seien insbesondere die Walnüsse genannt – haben eine hervorragende Fettzusammensetzung. Sie besitzen hohe Mengen an einfach und mehrfach ungesättigten Fettsäuren, die unserem Körper in erster Linie zum Aufbau von Zellwänden, Hormonen und anderen körpereigenen Stoffen zur Verfügung stehen. Erst wenn ein Überschuss besteht, werden diese Fettsäuren als Energielieferanten genutzt.

Wie bereits erwähnt, erfüllen die verschiedenen Fettsäuren unterschiedlichste Aufgaben im Körper. Bis auf wenige Ausnahmen kann sie der Organismus nach Bedarf umbauen. Zu den Ausnahmen zählen die zweifach ungesättigte Linolsäure (Omega-6-Fettsäure) und die dreifach ungesättigte Linolensäure (Omega-3-Fettsäure). Beide Fettsäuren müssen über die Nahrung aufgenommen werden.

Fette, die das Hirn schmieren

Für unser Gehirn sind besonders die ungesättigten Fettsäuren von Bedeutung. Sie beeinflussen die Größe des Gehirns und die Menge der Nervenzellen. Vor allem die lebensnotwendigen Omega-3-Fettsäuren seien hier genannt. In Nervenzellen und Blutgefäßen sind sie Teil der Zellmembranen, die sie flexibel und durchlässig machen.

Außerdem ermöglichen sie den Nervenzellen elektrische Impulse – also Informationen – zu übertragen. Sie wirken gefäßerweiternd und verbessern die Fließeigenschaften des Blutes. Selbst die kleinsten Gefäße werden besser durchblutet und die Nährstoffe gelangen leichter in die einzelnen Zellen. Kohlendioxid – als Abfallprodukt des Stoffwechsels – wird besser abtransportiert. Eine optimierte Durchblutung bewirkt, dass der Sauerstoff schnell in jede einzelne Zelle unseres Gehirns gelangt. Ungesättigte Fettsäuren sind maßgeblich am Denken und Lernvermögen beteiligt.

Omega-3-Fettsäure kann als alpha-Linolensäure, der Vorstufe von Eicosapentaensäure (EPA) und Decosahexaensäure (DHA) aufgenommen werden oder direkt als EPA und DHA, zwei besonders wichtigen Fettsäuren des Körpers. Unsere Gehirnzellen bestehen zu ca. 20% aus DHA. In pflanzlichen Produkten wie in Speiseölen, Wildkräutern (beispielsweise Bärlauch oder Brennnessel), in grünem Gemüse (Lauch, Rosenkohl, Spinat, etc.) und nicht zu Letzt in Algen ist alpha-Linolensäure – in meist geringen Mengen – vorhanden. Eine Ausnahme stellt unter anderem das Leinöl dar. Es besteht etwa zur Hälfte aus alpha-Linolensäure. Raps-, Hanf- und Walnussöl haben ebenfalls einen hohen Anteil an alpha-Linolensäure, wenn auch deutlich niedriger als Leinöl.

Der Körper kann alpha-Linolensäure in EPA und DHA umwandeln, was einen komplizierten Umbauprozess voraussetzt. Einfacher können EPA und DHA über tierische Lebensmittel aufgenommen werden.

Einsatz pflanzlicher Öle

Lein-, Raps-, Walnuss- und Hanföl gehören zu den Spitzenreitern bei der Versorgung mit alpha-Linolensäure, einer mehrfach ungesättigten Omega-3-Fettsäure. Mehrfach ungesättigte Fettsäuren (MUFS) enthaltenen in ihren Molekülketten Doppelbindungen, die sie besonders anfällig für Oxidation (Ranzigwerden) machen. Deshalb sollten Öle mit einem hohen Anteil an MUFS immer kühl und dunkel gelagert werden, am besten im Kühlschrank. Verwenden Sie diese Fette nur für kalte Speisen wie Salatsoßen, Kräuterquark oder ins morgendliche Müsli.

Zum Braten und Kochen eignet sich zum Beispiel Olivenöl. Es enthält einen hohen Anteil der einfach ungesättigten Ölsäure und ist wesentlich hitzestabiler als Öle mit vielen MUFS. Allerdings sollte Olivenöl nicht über 180 °C erhitzt werden. Es können sich sonst Transfettsäuren bilden, die als gesundheitsschädlich gelten. Um einer Überhitzung entgegenzuwirken, hilft es beim Anbraten zum Fett ein bisschen Wasser zu zugeben. Dadurch kann sich das Fett-Wasser-Gemisch nicht bis zum Rauchpunkt erhitzen.

Spezielle Bratöle sind die „high oleic" Öle. Sie werden zum Beispiel aus eigens gezüchteten Sonnenblumenkernen gepresst und bestehen zu 90% aus Ölsäure und sind bis 210 °C hitzestabil. Dieselben Temperaturen halten Kokos- und Palmkernfett aus. Scharfes Anbraten ist aber auch bei diesen Fetten problematisch.

Zusammengefasst: Fette, die reich an MUFS sind – wie zum Beispiel Lein-, Raps-, Walnuss- und Hanföl, aber auch Sonnenblumen-, Distel- oder Kürbiskernöl – müssen kalt und dunkel gelagert werden und eignen sich nicht zum Braten.

Nennenswerte Mengen an EPA und DHA befinden sich in fettem Kaltwasserfisch (wie Makrele, Hering, Lachs, Thunfisch) und in Wildfleisch. Fisch und Wild nehmen alpha-Linolensäure in Form von Algen bzw. Wildkräutern auf und bauen sie zu EPA und DHA um. Um dauerhaft ausreichend die lebensnotwendigen Omega-3-Fettsäuren aufzunehmen empfiehlt die Deutsche Gesellschaft für Ernährung (DGE) ein- bis zweimal wöchentlich fetten Kaltwasserfisch zu essen – je fetter desto besser ist die Versorgung mit Fettsäuren. Essen Sie ungern oder selten Fisch, dann sollten Sie besonders darauf achten, regelmäßig pflanzliche Lebensmittel mit hohem Anteil an alpha-Linolensäure zu verzehren.

Fischverzehr

Fisch – und dabei insbesondere Meeresfisch – steht bei den Ernährungsempfehlungen der DGE ganz oben auf der Hitliste. Neben dem Jodgehalt sind es die Omega-3-Fettsäuren, die ihn so wertvoll für uns machen.

Allerdings reichern gerade sehr fette Meeresfische leicht Umweltchemikalien an wie Methylquecksilber oder Dioxine. Hai, Hecht, Schwertfisch und Thunfisch stehen als Raubfische am oberen Ende der Nahrungskette, wodurch sie häufig hohe Konzentrationen an Methylquecksilber aufweisen. Schädigungen des Nervensystems und des in der Entwicklung befindlichen Gehirns, können durch Quecksilber entstehen. Deshalb sollten gerade Schwangere diese Raubfische eher in geringen Mengen, besser sogar gar nicht verzehren. Dioxine und dioxinähnliche PCBs kommen in höheren Konzentrationen vor allem in fettem Ostseefisch vor. Diese chemi-

schen Verbindungen können sich schädigend auf den menschlichen Organismus auswirken: angefangen von Hautirritationen über Störungen des Nervensystems bis hin zu Entwicklungsverzögerungen. Ostseehering und wilder Ostseelachs enthalten wesentlich höhere Mengen an Dioxinen und dioxinähnliche PCBs wie Heringe und Lachse aus anderen Gewässern. Fetter Fisch aus der Ostsee sollte deshalb nur bedingt gegessen werden.

Werden die Verzehrempfehlungen von ein bis zwei Fischportionen wöchentlich nicht überschritten, besteht laut Europäischer Behörde für Lebensmittelsicherheit kein gesundheitliches Risiko. In diesem Fall wird davon ausgegangen, dass der ernährungsphysiologische Nutzen das potenzielle Risiko überwiegt.

Ein maßvoller Umgang mit der Ressource Fisch ist auch aus ökologischer Sicht empfehlenswert. Laut Welternährungsorganisation (FAO) wird die Überfischung der kommerziell genutzten Fischarten immer problematischer. Dies hängt vor allem mit dem industriellen Fischfang zusammen. Rund ein Viertel des gesamten jährlichen Fischfangs ist Beifang, der sofort wieder über Bord geht – Fische, die dann bereits tot sind oder bald darauf sterben. Zusätzlich werden immense Mengen an Fischen lediglich gefangen, um zu Fischmehl für die Verfütterung in Aquakulturen verarbeitet zu werden. In solchen Fischzuchten werden beispielsweise fünf Kilo Fischmehl verfüttert, um ein Kilo schlachtreifen Lachs zu erzeugen.

Gute Alternativen sind Fische aus nachhaltigen Aquakulturen oder aus nicht bedrohten Beständen. Hierbei sind vor allem Forelle, Hering, Karpfen, Makrele und Lachs zu nennen – natürlich nicht aus der Ostsee.

Die zweite Gruppe mehrfach ungesättigter Fettsäuren, die über die Nahrung aufgenommen werden müssen, sind die Omega-6-Fettsäuren. Beide Gruppen (Omega-3- und Omega-6-Fettsäuren) sind im Stoffwechsel Gegenspieler. Sie steuern ihre Aufgaben in einem genau abgestimmten Wechselspiel. Dies gelingt nur, wenn sie in einem ausgeglichenen Verhältnis zueinander stehen. Ist dieses Gleichgewicht über längere Zeit gestört, so kann es zu entzündlichen Prozessen in unserem Körper kommen – etwa Rheuma oder arteriosklerotischen Veränderungen.

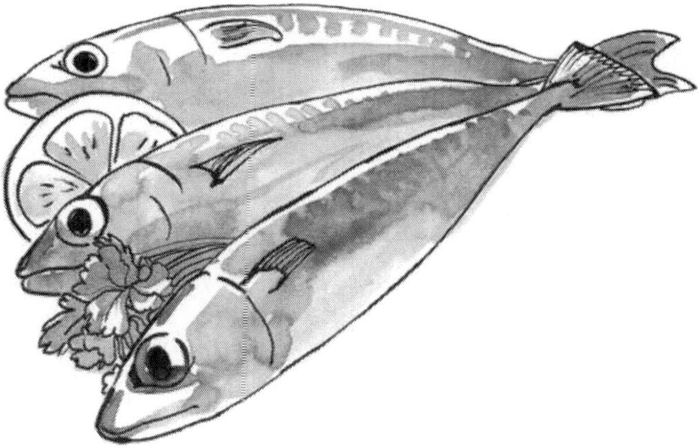

Ein günstiges Verhältnis besteht, wenn bis zu fünf Mal so viele Omega-6-Fettsäuren im Vergleich zu Omega-3-Fettsäuren aufgenommen werden. Es ist keine Seltenheit, dass durch eine fleischlastige Kost, die heutzutage in vielen westlichen Industrieländern üblich ist, bis zu zwanzig Mal mehr Omega-6-Fettsäuren aufgenommen werden als Omega-3-Fettsäuren.

Wie kommt es aber zu einer so ungünstigen Verschiebung der Fettsäuren in unserer Ernährung? Besonders Omega-6-fettsäurehaltig sind Weizen, Mais, Soja, Sonnenblumen, Färberdistel und Baumwollsaat. Weizen, Mais und Soja spielen nicht nur in der menschlichen Ernährung eine Rolle, sondern auch Nutztiere wurden zu „kerndlgefütterten“ Kraftprotzen herangezüchtet. Dadurch hat sich die Fettzusammensetzung von Tieren aus der Massentierhaltung stark in Richtung der Omega-6-Fettsäuren verändert. Gleichzeitig nahm der Anteil des Gegenspielers, der Omega-3-Fettsäure, ab.

		Fett	GFS	EUFS	MUFS		Verhältnis Ω-6- zu Ω-3 Fettsäuren	
				Ölsäure	Ω-6-Fettsäuren	Ω-3-Fettsäuren	Ω-6-Fettsäuren	Ω-3-Fettsäuren
		in g / 100 g	in %	in %	in %	in %		
Fetter Kaltwasserfisch	Hering	17,8	11,4	9,7	1,0	15,6	***0,1***	***1***
	Makrele	11,9	21,9	12,9	2,9	16,8	***0,2***	***1***
	Lachs	13,6	15,7	20,0	4,6	21,8	***0,2***	***1***
	Bachforelle	2,7	16,5	18,3	9,4	24,3	***0,4***	***1***
Speiseöle	Leinöl	100	9,6	18,2	13,9	54,2	***0,3***	***1***
	Rapsöl	100	6,1	52,6	22,3	9,2	***2,4***	***1***
	Walnussöl	100	9,2	18,3	55,1	12,9	***4,3***	***1***
	Olivenöl	100	13,6	***69,4***	8,3	0,9	9,7	1
	Sonnenblumenöl	100	10,6	19,9	63,0	0,5	126,0	1
	Distelöl	100	8,7	10,4	75,1	0,5	159,8	1

Kursiv-fett gedruckte Werte symbolisieren eine günstige Fettsäureverteilung

Optimal für eine gesunde Versorgung ist die Aufnahme von höchstens fünf Mal mehr Omega-6-Fettsäuren als Omega-3-Fettsäuren. Verwenden Sie also gerne Sonnenblumenkerne in Ihrem Salat, so hilft ein Dressing aus Lein-, Walnuss- oder Rapsöl, das Omega-6-Übergewicht auszugleichen.

Überdies galten Sonnenblumen- und Distelöl lange Jahre als die Gesundheitsrenner in unserer (Salat-) Küche. Indessen verschwanden Öle wie Lein-, Hanf- oder Walnussöl in der Bedeutungslosigkeit.

Um wieder ein günstigeres Verhältnis der Fettsäuren herzustellen, hier ein paar Tipps für die Alltagsküche:

- Verwenden Sie nur hochwertige, kaltgepresste Pflanzenöle aus kontrolliert biologischem Anbau. Am Besten kaufen Sie die Öle, die in dunklen Glasflaschen angeboten werden. Dadurch wird das in Pflanzenölen vorkommende, lichtempfindliche Vitamin E geschützt.

- Verwenden Sie für Ihre Salate und kalten Gerichte bevorzugt Pflanzenöle mit einem hohen Anteil an Omega-3-Fettsäuren (alpha-Linolensäure). Besonders empfehlenswert sind Lein-, Raps-, Walnuss- und Hanföl.

- Wechseln Sie in der Verwendung der Öle ab, so haben sie die größte Chance alle ungesättigten Fettsäuren zu erhalten, die der Körper braucht.

- Reduzieren Sie Sonnenblumen- und Distelöl zugunsten omega-3-reicher Öle.

- Olivenöl ist wegen seines hohen Anteils an Ölsäure ein hervorragendes Speiseöl, das auch gut erhitzt werden kann (bis ca. 180 °C).

- Essen Sie regelmäßig grünes Gemüse und am besten Wildgemüse (zum Beispiel Brennnesseln, Löwenzahnblätter, Bärlauch) – das ist nicht nur wegen der alpha-Linolensäure empfehlenswert.

- Achten Sie bei Fleisch, Fisch und tierischen Produkten auf erstklassige Qualität. Bioqualität sichert artgerechte Fütterung und damit auch eine natürliche Fettsäurezusammensetzung.

- Zur Krönung der Omega-3-Fettsäureversorgung können regelmäßige Fischmahlzeiten von möglichst fettem Kaltwasserfisch dienen – allerdings nur, wenn Ihnen Fisch auch schmeckt…

- Übrigens liegen in unserem Gehirn die Omega-3- und Omega-6-Fettsäuren in einem Verhältnis von eins zu eins vor. Dieses Verhältnis entspricht ungefähr dem Anteil an Fettsäuren in der Ernährung der Inuit.

Fleisch und Fisch satt

Schauen wir uns die ursprüngliche Ernährung der Inuit an, so widerspricht sie jeder Ernährungsempfehlung der letzten Jahrzehnte: Fleisch und Fisch satt. Betrachten wir aber ihren Gesundheitszustand, dann wird klar, dass die traditionelle Lebensweise der Ureinwohner Alaskas so verkehrt nicht war. Es gab praktisch keinerlei Herz-Kreislauf-Erkrankungen und Krebs war nahezu unbekannt. Robben, Fisch und Seehund, aber auch Elch und Karibu waren die Hauptnahrungsmittel.

Zu fett, vor allem zu viel tierisches Fett, würden wir da spontan urteilen. Aber bei genauerem Hinsehen wird klar, dass die Inuit mit diesen Lebensmitteln ein sehr ausgewogenes Verhältnis von Omega-3- zu Omega-6-Fettsäuren zu sich nahmen. Denn Wild und Kaltwasserfische besitzen die wertvollen EPA und DHA. Damit waren sie über Jahrhunderte vor Krankheiten geschützt, die sie sich jetzt im Zeitalter des Supermarktes anessen.

Lezithin und seine Verwandten

Lezithin zählt zu den fettähnlichen Phospholipiden, die für die Funktion des Gehirns wichtig sind. Genauer gesagt, sind Phospholipide am Aufbau der Zellmembranen beteiligt. Dort sind sie zuständig für den Ionentransport und dienen der Reizweiterleitung zwischen den Zellen. Sie isolieren die Nervenfortsätze, was die reibungslose Weiterleitung von Nervenimpulsen sichert. Lezithin, auch Phosphatidylcholin genannt, ist ein wertvoller Lieferant von Cholin, dem Grundstoff für Acetylcholin, einem der wichtigsten Neurotransmitter im Gehirnstoffwechsel. Acetylcholin ist an allen kognitiven Prozessen im Gehirn beteiligt. Es ist der Stoff, der Erinnerung möglich macht und uns intellektuell handeln lässt.

Lezithin, bzw. Cholin als Teil des Lezithins, ist vor allem in fettreichen Lebensmitteln vorhanden. An vorderster Stelle stehen Eigelb, Butter, Sahne und Innereien. Aber auch in Walnüssen, Hefe, Fleisch, Fisch, Weizenkeimen, Mais, Hülsenfrüchten wie Soja, Erbsen, Lupinen, in Wurzeln, Knollen, Gemüse und Buttermilch finden sich kleine Mengen. Unter normalen Umständen kann man davon ausgehen, dass wir genügend Lezithin über die Nahrung aufnehmen, zumal der Körper auch einen Teil des Lezithins selbst herstellt. Da Lezithin eine fettähnliche Substanz ist, kann es bei sehr fettarmer Ernährung zu Mangel kommen. Dies kann zu Lern- und Gedächtnisstörungen führen. Darum: Schluss mit den mageren Zeiten! Wir alle müssen darauf achten unser Fett abzubekommen – natürlich nur so viel, wie wir auch verarbeiten können.

Die Hersteller von Nahrungsergänzungsmitteln werben damit, dass zusätzlich eingenommenes Lecithin die Gedächtnisleistung erhöhen kann. Nimmt man über die Nahrung ausreichend Lecithin auf, ist es fraglich, ob eine zusätzliche, isolierte Lecithingabe positiv wirkt. Es sei noch darauf hingewiesen, dass sehr hohe Gaben von Cholin (über mehrere Wochen mehr als 20 g täglich) Übelkeit, Erbrechen und Schwindel auslösen können.

Ein weiteres beachtenswertes Phospholipid ist das Phosphatidylserin, auch Lipamin-PS genannt. Es ist häufig in den Zellmembranen der Nervenzellen zu finden. Außerdem ist es, wie das Cholin, an der Synthese von Acetylcholin beteiligt. Sind beide Phospholipide in ausreichendem Maße vorhanden, kann Acetylcholin bei Bedarf sehr schnell in hoher Menge ausgeschüttet werden. Dies ist von zentraler Bedeutung für die kognitive Leistungsfähigkeit unseres Gehirns.

Auch Lipamin-PS ist hauptsächlich in fettreichen Nahrungsmitteln vorhanden. Wie beim Lecithin kann davon ausgegangen werden, dass es bei einer normalen Fettzufuhr in ausreichender Menge aufgenommen wird.

Baustoff Eiweiß

Proteine (Eiweiß), die dritte große Nährstoffgruppe, werden – im Gegensatz zu Kohlenhydraten und Fetten – vom Organismus in erster Linie zum Aufbau und Erhalt der körpereigenen Funktionen verwendet. Nur in Notzeiten, wenn zu wenig Kohlenhydrate oder Fette vorhanden sind, steht Eiweiß zur Energiegewinnung zur Verfügung. Unter anderem erfüllen Proteine folgende Aufgaben im menschlichen Körper:

Transport und Signalfunktion

- Enzyme und Hormone aktivieren und regulieren den menschlichen Stoffwechsel.

- Transportproteine: zum Beispiel Hämoglobin, der rote Blutfarbstoff, ist zuständig für den Sauerstofftransport im Blut.
- Transmitter fungieren als Informationsübermittler von einer Nervenzelle auf die nächste.

Struktur- und Bewegung

- Proteine sind maßgeblich am Aufbau und der Funktion von Sehnen und Muskeln beteiligt.

Reservestoff

- Speicherproteine: z.B. Ferritin, ein Proteinkomplex, der zum Speichern von Eisen dient.
- Als Energielieferant.

Schutz

- Antikörper dienen der Immunabwehr.

Strukturell besteht Eiweiß, das vom Menschen verdaut werden kann, aus 20 verschiedenen Aminosäuren in unterschiedlicher Zusammensetzung. Aminosäuren sind die kleinsten Eiweißbausteine. Acht der zwanzig sind essentiell, können also vom Körper nicht selber hergestellt werden. Das heißt, sie müssen über die Nahrung aufgenommen werden, da sie für den Aufbau körpereigenen

Proteins benötigt werden. Der Vollständigkeit halber seien die essentiellen Aminosäuren genannt: Isoleucin, Leucin, Lysin, Methionin, Phenylalanin, Threonin, Tryptophan und Valin.

Proteine können nur in geringen Mengen im Organismus gespeichert werden und sollten deshalb täglich in ausreichender Menge durch die Nahrung zugeführt werden. Auch der Bedarf an Kohlenhydraten und Fetten sollte gedeckt sein, damit Eiweiß nicht zur Energiegewinnung verwendet werden muss. In den Industrieländern ist keine Unterversorgung mit Eiweiß zu erwarten. Eine übermäßige Eiweißzufuhr kann – bei entsprechender Veranlagung – problematisch werden: zu viele Proteine können Gichtanfälle verursachen. Um eine Versorgung mit hochwertigem Eiweiß, also mit allen essentiellen Aminosäuren, sicherzustellen, sollten einige Grundsätze in der Lebensmittelauswahl beachtet werden.

Der Eiweißbedarf sollte zu einem Drittel durch tierische Produkte gedeckt werden und zu zwei Drittel durch pflanzliche. Die Deutsche Gesellschaft für Ernährung empfiehlt eine tägliche Proteinaufnahme von 0,8 g Eiweiß pro Kilogramm Körpergewicht. Das entspricht – bei einer 60 kg schweren Frau – einer Tagesration von knapp 50 g Eiweiß. Eine Portion Lachs (150 g) enthält etwa 30 g Proteine, was im genannten Fall bereits mehr als die Hälfte des Tagesbedarfs deckt.

- Tierische Produkte umfassen Fleisch und Wurst, Milch und Milchprodukte sowie Fisch. Durch eine Mischung der unterschiedlichen Lebensmittelgruppen wird neben der Aufnahme von hochwertigem Eiweiß auch die Versorgung mit Kalzium, Jod, Eisen und Vitamin B_{12} gesichert.

- Pflanzliche Lebensmittel, wie Getreide, Hülsenfrüchte, Gemüse und Kartoffeln, beinhalten in der Regel weniger hochwertiges Eiweiß als tierische Produkte. Dafür bieten sie zusätzlich Ballaststoffe, die einer Überversorgung mit Energie entgegenwirken, sowie Mineralstoffe, Vitamine und sekundäre Pflanzenstoffe.

Werden tierische und pflanzliche Lebensmittel kombiniert, erhöht sich oftmals die biologische Wertigkeit der Mahlzeit. Sie ist um so höher, je mehr essentielle Aminosäuren enthalten sind.

Besonders empfehlenswerte Kombinationen

Getreideerzeugnisse mit tierischen Produkten

- Brot mit Käse, Ei oder Fisch
- Getreideflocken mit Joghurt
- (Vollkorn-)Nudeln mit Fleisch, Käse oder Ei

Kartoffeln mit tierischen Produkten

- Pellkartoffeln mit Butter und/oder Käse
- Kartoffeln mit Spiegelei und Spinat
- Pellkartoffeln mit Matjes

Hülsenfrüchte mit tierischen Produkten oder Getreideerzeugnissen

- Linsensalat mit (Vollkorn-)Brot
- Erbsensuppe mit saurer Sahne
- Kichererbsenpüree mit Mais-Chips

Botenstoffe des Gehirns

Neurotransmitter sind biochemische Botenstoffe, die Informationen von Nervenzelle zu Nervenzelle weitergeben. Sie werden unter anderem aus Aminosäuren aufgebaut. Jede Bewegung, jeder Gedanke und jedes Gefühl kann nur ausgeführt, gedacht und empfunden werden, wenn die Weiterleitung durch Neurotransmitter einwandfrei funktioniert.

Acetylcholin - Informationsverarbeitung und Gedächtnis

Der erste von der Wissenschaft entdeckte Botenstoff war Acetylcholin. Seine Funktionsweise zur Überbrückung des synaptischen Spalts ist sehr gut erforscht, wogegen seine Wirkungsweise im Gehirn noch nicht vollständig aufgeklärt ist. Im Zusammenhang mit allen intellektuellen Prozessen gilt er als wesentlicher Signalübermittler. In der Großhirnrinde – dem Ort der Informationsverarbeitung und -speicherung – ist Acetylcholin der mengenmäßig wichtigste Neurotransmitter.

Acetylcholin ermöglicht im Gehirn intellektuelle Leistungen wie Urteils- und Kritikvermögen, differenziertes Denken und Einsichtsfähigkeit. Durch diesen Neurotransmitter werden Informationsverarbeitung und Gedächtnis möglich. Jegliche Verarbeitung und Speicherung von neuen Informationen erweitert das individuelle, hirneigene Lexikon.

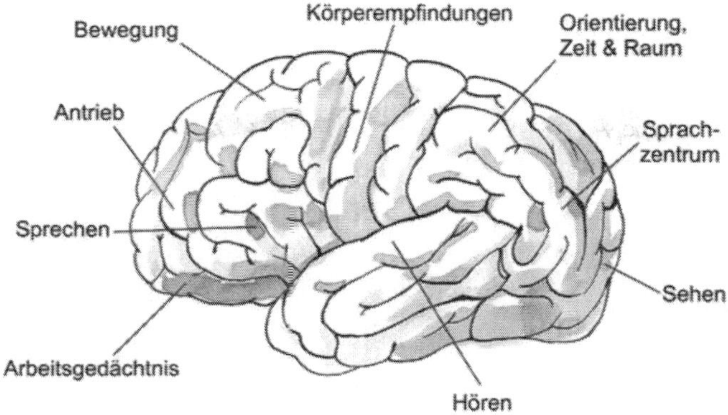

Die Großhirnrinde mit den charakteristischen Zentren.

Zusätzlich ist Acetylcholin an den willentlichen Bewegungsabläufen beteiligt. Jeder Druck auf die Tastatur ist, von der Großhirnrinde ausgehend, durch diesen Botenstoff gesteuert. In der Gegenrichtung werden die sensorischen Wahrnehmungen – in diesem Fall von den Fingerspitzen an das Gehirn – weitergegeben. Ist die Tastatur klebrig oder durch Sonnenstrahlen erhitzt, wird der Sinneseindruck zur Verarbeitung an die grauen Zellen geleitet – unter der Regie von Acetylcholin.

Acetylcholin wird an den Nervenenden aus Acetyl-Coenzym A (Acetyl-CoA) und Cholin gebildet. Acetyl-CoA ist in den Zellen – auch in den Nervenzellen – ein Zwischenprodukt des Glukosestoffwechsels. Dadurch steht es immer in ausreichender Menge zur Verfügung. Cholin muss über die Nahrung aufgenommen werden und limitiert bei nicht ausreichender Zufuhr die Acetylcholin-Synthese. Es ist ein Bestandteil des Lezithins und befindet sich im Eigelb sowie in zahlreichen Gemüsesorten, aber auch in Fleisch, Hülsenfrüchten und Nüssen.

Katecholamine - gesteigerte Aufmerksamkeit und Kreativität

Dopamin, Noradrenalin und Adrenalin gehören zu den Katecholaminen, Botenstoffe, die unter anderem im Gehirn stark vertreten sind. Allerdings spielt das Adrenalin bei der Reizweiterleitung im Gehirn kaum eine Rolle. Bei Stress wird es in der Nebenniere ausgeschüttet und bereitet den Körper auf „Flucht oder Kampf“ vor.

Dopamin gilt als der Botenstoff, der unsere Kreativität fördert. Er unterstützt die Konzentrations- und Reaktionsfähigkeit, steigert Wachheit und Aufmerksamkeit und verbessert die Wahrnehmung von Gefühlen. Konzentriertes Denken, eine rege Vorstellungskraft und die Bildung neuer gedanklicher Zusammenhänge werden ebenfalls mit Dopamin in Verbindung gebracht.

Noradrenalin wird wie Adrenalin bei starker Aufregung und Stress ausgeschüttet. In lebensbedrohlichen Situationen schafft es die Voraussetzungen angemessen zu reagieren: Kämpfen oder Fliehen. Für beides braucht der Körper höchste Leistungsfähigkeit in psychischer und physischer Hinsicht. Noradrenalin wirkt stimmungsaufhellend und aktivierend. Es ist an den sensorischen Wahrnehmungen (Sehen, Riechen, Hören) beteiligt und steuert die Reaktionen auf Umwelteindrücke. In Stresssituationen schafft Noradrenalin somit die Voraussetzungen sensorische Reize aufzunehmen, zu analysieren und dementsprechend zu reagieren.

An den Aminosäuren Tyrosin und Phenylalanin herrscht selten Mangel, da sie in sehr vielen Lebensmitteln vorkommen. Wenn reichlich Vitamine und Mineralstoffe in einer ausgewogenen Kost hinzukommen, sind alle Stoffe zum Aufbau der Botenstoffe vorhanden.

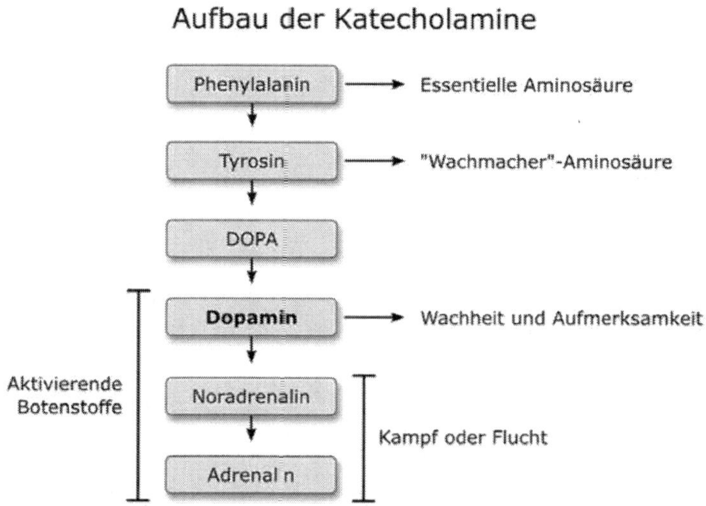

Katecholamine werden aus den Aminosäuren Phenylalanin oder Tyrosin hergestellt. Über einen Zwischenschritt – der Erstellung des DOPA – wird das Dopamin hergestellt. Daraus kann Noradrenalin und im nächsten Schritt Adrenalin entstehen. Vitamin C, Vitamin B_6, Eisen und Kupfer werden als Beschleuniger benötigt, um die enzymatischen Umbauprozesse in Gang zu setzen.

Glutamat und GABA – Informationsspeicherung

Glutamat ist eine Aminosäure, die sowohl in allen menschlichen Zellen als auch in vielen Lebensmitteln vorkommt. Man sagt ihr nach, dass ihre stark erregende Wirkung auf die Nervenzellen unter anderem notwendig ist für die Verarbeitung von Informationen. Mittlerweile geht man davon aus, dass Glutamat eine Schlüsselrolle spielt in der Gedächtnisspeicherung, somit eine wichtige Funktion beim Lernen erfüllt.

GABA (Gamma-Aminobuttersäure) kann der Organismus in einem einzigen Schritt aus Glutamat herstellen. GABA, der hemmend wirkende Neurotransmitter, gilt als Gegenspieler des Glutamats. Durch ihn wird die Erregbarkeit der Nervenzellen herabgesetzt. Dadurch wirkt er beruhigend und verlangsamend – das ideale Gegengewicht zu einem fordernden Arbeitstag. Die schlaffördernde Wirkung von GABA hilft den Gehirnzellen, sich zu erholen.

In der Ernährung findet sich Glutamat in Tomaten, Milch- und Milchprodukten, Kartoffeln, Nüssen, Getreide, Fleisch und Wurstwaren sowie Soja. Inwieweit die Aminosäure Glutamat aus Lebensmitteln den Gehirnzellen zur Verfügung steht, ist bis heute nicht geklärt. Da sie aber vom Organismus selbst hergestellt werden kann, ist eine Unterversorgung bei generell ausreichender Eiweißversorgung unwahrscheinlich.

Geschmacksverstärker Glutamat

Als Würzmittel spielt Glutamat in der asiatischen Küche seit knapp 100 Jahren eine herausragende Rolle. Steht es in Ländern wie China, Thailand und Vietnam sogar als Würze auf dem Tisch, macht es in Europa seit den 70er Jahren negative Schlagzeilen. Dem „China-Restaurant-Syndrom" (zum Beispiel Kribbeln oder Taubheit in Armen und Rücken, Kopfschmerzen, Schwächegefühl) wird Glutamat als Verursacher zugeschrieben.

Das Würzmittel Glutamat findet neben dem Einsatz in der asiatischen Küche auch Verwendung als Geschmacksverstärker (E 620 – E 625) in Fertig- und Tiefkühlgerichten sowie in Gewürzmischungen, Salatsoßen und Brühwürfeln.

Ob Glutamat einen ungünstigen Einfluss auf die Gesundheit hat, wird immer wieder diskutiert, zumal das „China-Restaurant-Syndrom" im asiatischen Raum nicht beobachtet wurde. Es wird davon ausgegangen, dass vereinzelt Unverträglichkeiten auftreten können. Außerdem steht Glutamat im Verdacht, den Appetit anzuregen, wodurch die Entstehung von Übergewicht gefördert werden kann.

Mineralstoffe und Vitamine

Mineralstoffe und Vitamine sind lebensnotwendige Bestandteile unserer Nahrung, auch wenn sie uns keine Energie liefern. Bei Verbrennung eines Lebensmittels sind die Mineralstoffe die nicht brennbaren Anteile, also die Asche. Normalerweise interessiert uns der Aschegehalt der Lebensmittel nicht, außer bei gemahlenem Getreide. Die Typenbezeichnung des Mehls gibt den Ausmahlungsgrad mit Hilfe des Aschegehalts an: Type 405 hat demnach einen Mineralstoffgehalt von 380 bis 440 mg in 100 g Trockenmehl, was einer 40%igen Ausmahlung entspricht.

Zurück zu den Vitaminen und Mineralstoffen: circa 4% Mineralstoffe sind im Körper vorhanden und eine nicht genau bestimmbare Menge an Vitaminen. Beide Gruppen unterliegen einem steten Stoffwechsel und müssen dem Körper – bis auf wenige Ausnahmen – kontinuierlich zugeführt werden. Grundvoraussetzung für einen gut funktionierenden Organismus ist eine ausreichende Versorgung mit diesen essentiellen Nahrungselementen. Der Körper hat verschiedene Mechanismen, um möglichen Mängeln vorab entgegenzuwirken. Abhängig vom jeweiligen Mineral oder Vitamin kann er Speicher anlegen, die bei manchen Nährstoffen nur für einige Tage gefüllt sind, bei anderen (Vitamin B_{12}) bis zu drei Jahren reichen können. Zusätzlich verwertet der Organismus, je nach Versorgungslage, die eingehenden Mineralstoffe und Vitamine unterschiedlich. Beispielsweise wird unter normalen Umständen 5% bis 20% des in der Nahrung enthaltenen Eisens aufgenommen. Besteht ein Eisenmangel, kann die Aufnahme auf das Fünffache ansteigen.

Durch die Fähigkeit, einzelne Nährstoffe unterschiedlich intensiv auszuwerten, kann das Verdauungssystem ein relativ konstantes Mengenverhältnis zwischen den einzelnen Vitaminen und Mineralstoffen sicherstellen. Wird in dieses komplexe Gebilde ohne medizinische

Notwendigkeit eingegriffen, hat das gegebenenfalls negative Folgen. Um beim Beispiel Eisen zu bleiben: wird Kalzium als Nahrungsergänzung eingenommen, behindert das teilweise die Eisenaufnahme. Andererseits stört eine erhöhte Eisenzufuhr die Magnesiumaufnahme. Die Einnahme von Vitamin- oder Mineralstoffpräparaten sollte nur bei einem nachgewiesenen Mangel erfolgen, um ungewünschte Nebenwirkungen zu vermeiden.

Mineralstoffe

Mineralstoffe erfüllen verschiedene Aufgaben im Körper. Als Bestandteile der Knochen und Zähne geben sie ihnen Halt und Festigkeit. Hierbei sei besonders Kalzium und Phosphat erwähnt. Verschiedene Mineralstoffe, wie Natrium, Kalium, Kalzium und Magnesium, kommen in gelöster Form, als Elektrolyte, in den Körperflüssigkeiten vor. Elektrolyte halten zum Beispiel den Zelldruck aufrecht und bilden Puffersysteme, um den pH-Wert des Blutes konstant zu halten. Überdies sind Mineralstoffe Bestandteile von Enzymen und Hormonen, wodurch sie an zahlreichen Stoffwechselvorgängen beteiligt sind. Im Gehirn spielen sie eine Rolle bei der Bildung von Neurotransmittern und Kalzium beeinflusst die Informationsweiterleitung.

Eisen

Ohne Eisen kein Sauerstofftransport. Eisen ist Bestandteil des roten Blutfarbstoffs, des Hämoglobins. Daran bindet sich der Sauerstoff und wird aus der Lunge in die einzelnen Zellen transportiert. Bei der Umwandlung von Glukose in Energie wird Sauerstoff verbraucht. Während dieser Stoffwechselreaktion entsteht Kohlendioxid, das vom Hämoglobin zum Ausatmen in die Lunge befördert wird. Für die Arbeit des Gehirns ist es von herausragender Bedeutung, ausreichend mit Sauerstoff versorgt zu werden. Sauerstoffmangel durch Eisenmangel wirkt ebenso wie stickige Luft in einem ungelüfteten Raum oder sauerstoffarme Höhenluft: Müdigkeit, verlangsamtes Denken, herabgesetzte Konzentrations- und Merkfähigkeit können die Folgen sein.

Der Transport des Sauerstoffs ist die bekannteste, aber nicht die alleinige Funktion des Eisens. Beispielsweise ist es am Aufbau von Enzymen, Hormonen und Neurotransmittern beteiligt. Dadurch spielt Eisen bei vielen Reaktionen im Organismus eine Rolle.

Eisenreiche Lebensmittel sind Vollkornprodukte, Hülsenfrüchte, Gemüse (vor allem grünes Gemüse wie Feldsalat, Grünkohl, Spinat, Zucchini), Pilze, Beeren, Fleisch und Eier. Aus tierischen Lebensmitteln wird Eisen besser verwertet als aus pflanzlicher Kost. Vitamin C und andere organische Säuren, wie Zitronensäure oder Milchsäure, verbessern die Aufnahme von Eisen aus der Nahrung. Milchsäurehaltige Lebensmittel sind unter anderem Joghurt, Kefir, Buttermilch oder Sauerkraut.

Durchaus empfehlenswert ist es, zu einer Portion Feldsalat ein Glas Orangensaft zu trinken oder einen Naturjoghurt mit gemischten Beeren zu verspeisen – durch diese Kombinationen erhöht sich die Eisenausbeute.

Kalzium

Kalzium ist der Mineralstoff, der dem menschlichen Skelettsystem Festigkeit gibt. Das in den Knochen eingelagerte Kalzium kann bei Bedarf – auf Kosten der Knochenstabilität – wieder entzogen werden und steht dann dem Körper für andere Aufgaben zur Verfügung. Kalzium ist unter anderem an der Informationsübertragung in den Nervenzellen beteiligt. Es erhöht deren Erregbarkeit und reguliert die Freisetzung von Neurotransmittern.

Weit verbreitete Kalziumquellen sind Milch und Milchprodukte, vor allem (Hart-)Käse, Hülsenfrüchte, Nüsse und Sesamsamen. Grünes Gemüse (zum Beispiel Spinat, Mangold, Grünkohl) und kalziumreiche Mineralwässer können ebenfalls zur ausreichenden Kalziumversorgung beitragen.

Um Kalzium aus dem Darm in die Blutbahnen zu befördern, bedarf es eines Vitamin-D-abhängigen Transportsystems. Ist nicht ausreichend Vitamin D vorhanden, ist der Kalziumtransport schwieriger. Vitamin D kann unter Einwirkung von UV-Strahlen der Sonne in der Haut gebildet werden. In geringen Mengen ist es auch in Lebensmitteln vorhanden (in fettem Fisch wie Thunfisch und Hering, in Pilzen, Fleisch, Eigelb, Milch und Milchprodukten). Meist genügt die Menge des über

Nahrungsmittel aufgenommenen Vitamins nicht, um den Tagesbedarf zu decken. Der tatsächliche Bedarf wird sehr kontrovers diskutiert. Laut DGE ist die tägliche Zufuhr von 20 µg ausreichend, wobei die Eigenproduktion der Haut mit eingerechnet wird. Dieser Wert wurde erst 2012 von 5 µg auf 20 µg erhöht. In sonnenarmen Regionen kann aufgrund ungenügender körpereigener Synthese ein Vitamin-D-Mangel entstehen, was zu einer Störung des Knochenstoffwechsels (Osteomalazie) führen kann. So wird davon ausgegangen, dass die Sonneneinstrahlung in Nordeuropa von Oktober bis April zu gering ausfällt, um eine ausreichende Vitamin-D-Versorgung sicherzustellen. Inwieweit eine Nahrungsergänzung beispielsweise in den Wintermonaten sinnvoll ist, sollte mit dem Arzt besprochen werden.

Im Übrigen ändert sich auch der Vitamin-D-Gehalt von Milch mit der Jahreszeit: Im Sommer kann er die zehnfache Menge des normalen Winteranteils betragen.

Magnesium

Magnesium erfüllt im Körper eine spezielle Funktion: beim Abbau der energieliefernden Nährstoffe spielt es eine entscheidende Rolle, indem es die entsprechenden Enzyme aktiviert. Das bedeutet, ohne Magnesium gibt es keine Energiegewinnung – und das nicht nur im Gehirn. Haben unsere grauen Zellen zu wenig Magnesium zur Verfügung, leidet die Konzentration und unser Denken verlangsamt sich.

Des Weiteren ist das Mineral an der Erregung der Nervenzellen und der Informationsweiterleitung beteiligt. Magnesium ist der Gegenspieler des Kalziums. Die Erregbarkeit der Nervenzellen wird herabgesetzt, wodurch verhindert wird, dass sich übermittelte Informationen unkontrolliert ausbreiten.

In allen – besonders in pflanzlichen – Lebensmitteln ist Magnesium vorhanden, so dass meist eine ausreichende Versorgung gesichert ist. Reich an diesem Mineralstoff sind Vollkorn, Hülsenfrüchte, Nüsse und Ölsamen (wie Sonnenblumenkerne, Mohn und Sesam). Aber auch in Gemüse, Kartoffeln, Obst sowie in tierischen Produkten ist es vorhanden, wenn auch in deutlich geringeren Mengen.

Mangan

Mehr als 60 Enzyme haben Mangan als Bestandteil oder werden durch dieses Mineral aktiviert. Dadurch hat es auf viele Körperfunktionen Einfluss, unter anderem auf die Entwicklung des zentralen Nervensystems und die Herstellung des Neurotransmitters Dopamin.

Ein Mangel an Mangan ist sehr unwahrscheinlich, weil es in sehr vielen Lebensmitteln vorkommt. Besonders manganreich sind pflanzliche Nahrungsmittel. Allen voran seien Hülsenfrüchte, Vollkorngetreide, Nüsse und Ölsamen (zum Beispiel Sonnenblumen, Mohn) genannt. Heidelbeeren, Spinat und Ananas zählen zu den Spitzenreitern manganhaltiger Pflanzen.

Zink

Zink ist hauptsächlich aufgrund seines positiven Einflusses auf das Immunsystem bekannt. Diese besondere Aufgabe ist aber nur ein Teil dessen, was Zink im Körper an Funktionen leisten kann. Es ist Bestandteil von über 200 Enzymen und wirkt dadurch körperweit an zahlreichen Stoffwechselprozessen mit.

2005 wurde in der Zeitschrift „Bild der Wissenschaft“ über eine amerikanische Studie berichtet, an der über 200 Jugendliche teilnahmen. Deren geistige Leistungsfähigkeit verbesserte sich deutlich durch eine zusätzliche Gabe von Zink. Über 10 Wochen wurde einem Teil der Jugendlichen die doppelte Menge an Zink verabreicht, die laut DGE als Tagesbedarf (10 mg) aufgenommen werden soll. Anhand von verschiedenen Aufgaben, die die Teilnehmer vor und nach der Studie durchführen sollten, wurde der Einfluss von Zink auf die geistige Leistungsfähigkeit getestet.

Eine Steigerung des visuellen Gedächtnisses sowie der Wortfindungs- und Konzentrationsfähigkeit konnte festgestellt werden. Auch wenn die Studienergebnisse nur auf einer kleinen Teilnehmerzahl basieren, so besteht der Hinweis auf einen möglichen Zusammenhang zwischen geistiger Leistungsfähigkeit und ausreichender Zinkversorgung – zumindest bei Jugendlichen.

Durch eine abwechslungsreiche Kost kann der tägliche Zinkbedarf gedeckt werden, da Zink in vielen Lebensmitteln vorhanden ist. Zink aus tierischen Nahrungsmitteln ist für den Menschen besser verfügbar als aus pflanzlichen Produkten. Trotzdem spielen auch pflanzliche Quellen eine wichtige Rolle. Sehr zinkhaltig sind neben Fleisch, Fisch und Meeresfrüchten auch Ölsamen wie Sonnenblumenkerne, Sesam und Mohn, aber auch Hülsenfrüchte, Nüsse, Kakao und Vollkorngetreide. Hartkäse enthält im Gegensatz zu Milch und anderen Milchprodukten viel Zink. Gemüse, Obst und Kartoffeln tragen wenig zur Zinkversorgung bei.

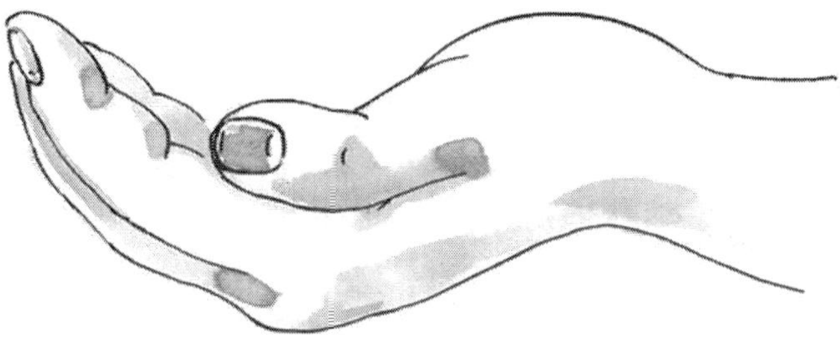

Die Portionsgröße richtet sich nach der individuellen Handgröße.

Essen Sie bunt! Variieren sie die verschiedenen Gemüse- und Obstsorten, so dass Sie von allen Farben essen – nicht nur Karotten, Paprika und Erdbeeren. Je vielfältiger Sie die Auswahl gestalten, desto sicherer können Sie sein, dass Sie von allen pflanzlichen Nährstoffen ausreichend aufnehmen – und zwar ohne Nährstofftabellen zu Rate zu ziehen.

Auch wenn Sie es nicht jeden Tag schaffen sollten, „five-a-day“ zu sich zu nehmen, so ist jede Gemüse- und Obstportion für den Körper hilfreich. Bei jeder Mahlzeit sollte zumindest etwas Obst oder Gemüse dabei sein.

„5-a-day"

Der Verzehr von Obst und Gemüse bringt viele Vorteile. Der hohe Anteil an Vitaminen, Mineralstoffen und sekundären Pflanzenstoffen bringt viele gesunderhaltende Bausteine in unsere Ernährung – und das bei gleichzeitigem Vorhandensein von Ballaststoffen und bei vergleichsweise geringem Energiegehalt. Seit Jahren werden wir deshalb von der Deutschen Gesellschaft für Ernährung und dem Verbraucherministerium dazu angehalten, fünf Portionen Obst und Gemüse täglich zu essen.

Was heißt eine Portion Obst oder Gemüse eigentlich? Diese Größenordnung ist sehr individuell, da sie sich auf die jeweilige Handgröße bezieht! Johannisbeeren, Erdbeeren oder Aprikosen beispielsweise werden mit einer Hand bemessen. Ebenso ist es bei verschiedenen Gemüsesorten: eine Portion Bohnen kann gut mit der eigenen Hand abgeschätzt werden. Für Blattgemüse oder Salat werden beide Hände zu einer Schale geformt, um die Portionsgröße zu bestimmen.

Vitamine

Der Oberbegriff Vitamine bezeichnet eine Gruppe von Nährstoffen, die in ihrem Aufbau sehr unterschiedliche Strukturen hat. Gemein ist den Vitaminen, dass sie in kleinsten Mengen wirken. Der tägliche Bedarf liegt – mit Ausnahme von Vitamin C – unter 20 mg. Bei Vitamin C wird der Tagesbedarf mit 100 mg angenommen.

Als Bestandteile von Enzymen kommen Vitamine praktisch in jeder Zelle des menschlichen Organismus vor und sind an zahlreichen Stoffwechselvorgängen beteiligt. Eine weitere entscheidende Rolle, die einige Vitamine übernehmen, ist die Wirkung als Radikal-Fänger.

Aktiver Zellschutz: die Radikal-Fänger

Um zu verstehen, wie Radikal-Fänger im Organismus zu Werke gehen, müssen wir uns auf die molekulare Ebene begeben. Ein Molekül besteht aus mindestens zwei Atomen. Atome bestehen aus dem Atomkern, mit elektrisch positiv geladenen Protonen und neutralen Neutronen. Umgeben wird jener von der Atomhülle mit elektrisch negativ geladenen Elektronen. Besitzt ein Atom die gleiche Anzahl an Protonen wie Elektronen, so neutralisiert sich die Ladung. In diesem Zustand hat das Atom von sich aus keine Ambitionen, mit einem anderen Atom zu reagieren.

Atome mit ungleicher Ladung sind dagegen stets bestrebt das Ladungsgefälle auszugleichen. Sie versuchen mit aller Macht, von irgendwoher die fehlenden Elektronen zu bekommen. Zu diesem Zweck, greifen sie andere Moleküle an, um ihnen Elektronen zu entreißen. Aufgrund dieser Aggressivität werden solche Atome freie Radikale genannt.

Zur Energiegewinnung sind die meisten menschlichen Zellen auf Sauerstoff angewiesen. Der durch die Lunge aufgenommene Sauerstoff besteht aus Molekülen mit ungepaarten Elektronen. Diese Moleküle wären hoch reaktiv und würden sehr schnell andere Substanzen angreifen, wenn der Körper nicht vorgebeugt hätte: Sauerstoff wird paarweise an das Hämoglobin gebunden, dadurch wird er stabilisiert und „entschärft". In dieser Form kann Sauerstoff in die Zellen transportiert werden, ohne Schaden anzurichten.

Im Laufe der Stoffwechselprozesse ist die Entstehung Freier-Radikaler an der Tagesordnung. Um dem entgegenzuwirken, bietet der Organismus ein Schutzsystem auf. Radikalfänger – auch Antioxidantien genannt – reagieren mit den freien Radikalen, bevor diese die Zellen schädigen können. Sie bewirken das, indem sie Elektronen abgeben, ohne selbst zum Radikal zu werden. Somit machen sie die freien Radikalen unschädlich. Starke Antioxidantien sind beispielsweise Vitamin C und E, einige sekundäre Pflanzenstoffe, aber auch antioxidativ wirkende Enzyme.

Problematisch wird es, wenn durch Umwelteinflüsse und durch den individuellen Lebensstil ein Ungleichgewicht zwischen freien Radikalen und Radikal-Fängern entsteht. Fehlen Antioxidantien, spürt es der Körper. Rauchen, Umweltgifte, hohe Ozondosis, Strahlenbelastung, extreme Sonnenbestrahlung, aber auch Ausübung von Leistungssport führen zu vermehrter Bildung freier Radikaler. Unter solchen Lebensbedingungen sollte darauf geachtet werden, dem Körper genügend Radikal-Fänger zur Verfügung zu stellen. Dies wird am besten durch einen ausreichenden Verzehr von frischem Obst und Gemüse sichergestellt.

Vitamin C (Ascorbinsäure)

Spricht man über die Aufgaben von Vitamin C hinsichtlich der grauen Zellen, steht dessen stark antioxidative Wirkung im Vordergrund. In den Gehirnzellen ist sie von entscheidender Bedeutung, da in deren Zellmembranen große Mengen an mehrfach ungesättigten Fettsäuren eingebaut sind. Durch ihre Doppelbindungen in den Molekülketten sind sie Angriffen besonders ausgesetzt, die zur Zerstörung der gesunden Zellmembranen führen kann. Vitamin C gibt leicht Elektronen ab und macht dadurch freie Radikale unschädlich.

Darüber hinaus wirkt Ascorbinsäure im Gehirn bei der Biosynthese von Neurotransmittern mit. Sie unterstützt den Aufbau von Noradrenalin aus Dopamin. Außerdem ist sie an der Umwandlung der Aminosäure Tryptophan in eine Vorstufe des Botenstoffs Serotonin beteiligt, dem so genannten „Glückshormon" – einem stimmungsaufhellenden, schlaffördernden Botenstoff.

Neben zahlreichen anderen Funktionen fördert Vitamin C die Eisenaufnahme im Körper, was zu einer verbesserten Sauerstoffversorgung der einzelnen Zellen führt und damit die Energiegewinnung optimiert.

Die tägliche Vitamin-C-Versorgung erfolgt hauptsächlich durch Obst und Gemüse. Besonders prall gefüllt mit Vitamin C sind Acerola, Hagebutte und Sanddorn als Rohkost verzehrt. Da Ascorbinsäure sehr leicht zerstört werden kann – sie ist hitze-, licht- und sauerstoffempfindlich – verlieren die genannten Früchte, während der Verarbeitung zu Säften, Marmeladen oder Sirup, einen Teil des wertvollen Vitamins.

Beeren – allen voran schwarze Johannisbeeren – Kiwi, Zitrusfrüchte, Paprika, Brokkoli und auch Kohl sind unsere Hauptlieferanten von Vitamin C. Kartoffeln haben keinen hohen Gehalt an Ascorbinsäure, sie spielen aber durch die häufige Verwendung in unserer Ernährung als Vitamin-C-Spender eine nennenswerte Rolle.

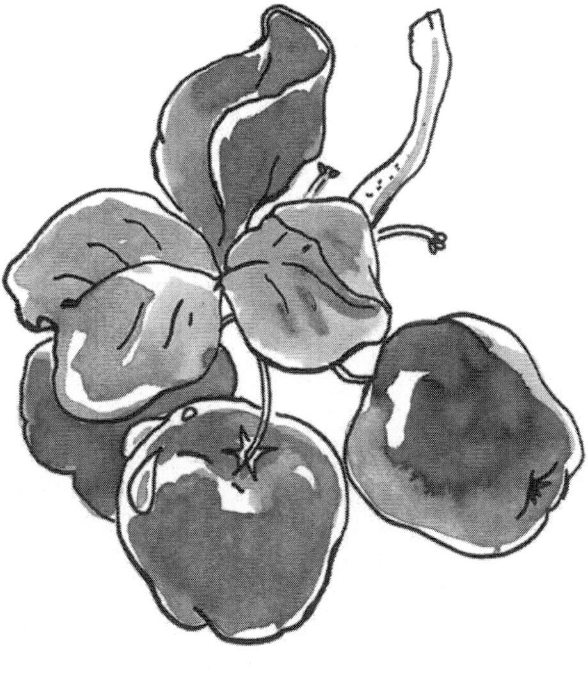

Vitamin C ist in vielen Früchten und Gemüse reichlich vorhanden. Als wahre Vitamin-C-Bombe gilt die Acerola.

Vitamin E (Tocopherol)

Vitamin E ist in nahezu alle menschlichen Zellmembranen als eine Art von „Zellpolizei“ eingebaut und schützt diese vor Radikalangriffen. Es steht in einem starken Wechselspiel mit Vitamin C.

Tatort Zellmembran: trifft ein Radikal auf eine Fettsäure – bevorzugt mit instabilen Doppelbindungen – stiehlt es ihr ein Elektron und macht die Fettsäure zum Radikal. Diese wiederum versucht sich von der benachbarten Fettsäure ein Elektron zu besorgen. Eine Kettenreaktion kann in Gang gesetzt werden, die die Zelle massiv schädigen oder sogar zerstören kann. Vitamin E ist zwischen den Fettsäuren eingelagert und unterbricht durch Abgabe eines Elektrons die Kettenreaktion. Dadurch wird es selbst zum Radikal, da es aber von Natur aus reaktionsträge ist, wird die Reaktion gestoppt.

Bevor das radikalisierte Vitamin E Schaden anrichten kann, wird es von Vitamin C wiederhergestellt und in seiner aktiven Form als „Kommissar“ in die Zellmembran zurückgeführt. Das Zusammenspiel von Vitamin E mit anderen Mikronährstoffen – nicht nur die Ascorbinsäure besitzt regenerierendes Potential – zeigt die Komplexität des Organismus und die Fragwürdigkeit, einzelne Nährstoffe als Nahrungsergänzung aufzunehmen.

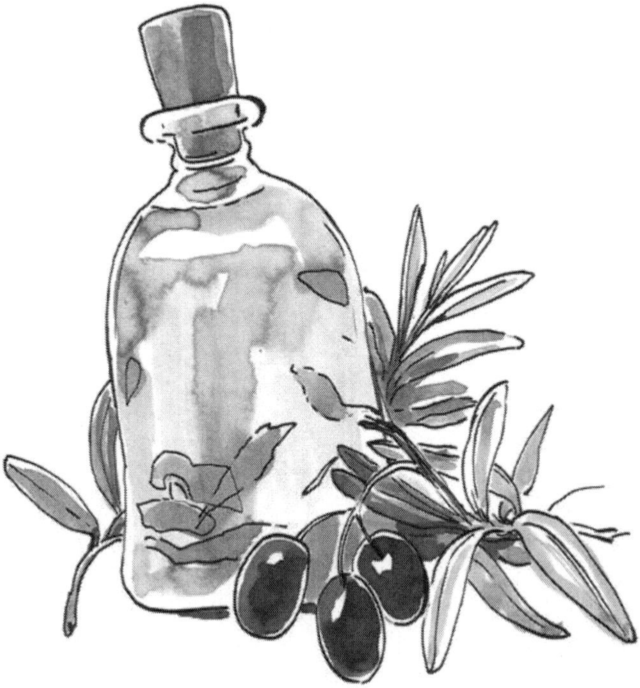

Pflanzliche Öle enthalten hohe Mengen an Vitamin E.

Vitamin E befindet sich in sehr vielen Lebensmitteln. In hohen Mengen kommt es vor allem in pflanzlichen Ölen vor sowie in den dazugehörigen Ölsamen (wie Mandeln, Sonnenblumenkernen und Haselnüssen). In tierischen Nahrungsmitteln kann es je nach Jahreszeit in unterschiedlichen Mengen vorhanden sein. Milch enthält beispielsweise im Frühjahr kaum Tocopherol, wogegen der Gehalt im Herbst um das Fünffache höher liegen kann – vorausgesetzt die Kühe fressen im Sommer frisches Gras.

Tocopherole sind licht- und sauerstoffempfindlich. Verluste bei der Lebensmittelverarbeitung sind normalerweise gering – sie liegen bei circa 10% – können aber bei falscher Lagerung steigen. Bei Ölen, die in lichtdurchlässigen, bereits geöffneten Flaschen bei Raumtemperatur gelagert werden, wird das Vitamin E innerhalb von 2 Wochen fast vollständig abgebaut.

B-Vitamine

In der Gruppe der B-Vitamine sind acht Vitamine zusammengefasst. So unterschiedlich ihr Aufbau ist, so verschieden sind auch die Aufgaben, die sie im menschlichen Organismus erfüllen. Gemein ist ihnen, dass sie als Vorstufen für Koenzyme dienen und als Nervennahrung angesehen werden. Nicht alle B-Vitamine wirken gleichermaßen auf das Nervensystem.

Vitamin B_1 (Thiamin)

Thiamin ist in allen Zellen und Geweben zu finden, da es eine wichtige Funktion im Kohlenhydratstoffwechsel und damit in der Energiegewinnung erfüllt. Hohe Konzentrationen befinden sich unter anderem im Gehirn. Vitamin B_1 spielt überdies bei der Bildung der Neurotransmitter Acetylcholin, Glutamat, Aspartat und GABA eine Rolle. Bei der Stimulation der Nerven ist Thiamin ebenfalls beteiligt. Konzentrationsfähigkeit und komplexe Gedankenprozesse sind ohne Thiamin nicht denkbar.

Lebensmittel wie Zucker, Auszugsmehle und weißer Reis, weisen einen hohen Kohlenhydratanteil bei gleichzeitig niedrigem Thiamingehalt auf. Eine erhöhte Glukosebelastung erfordert zur Verarbeitung mehr Thiamin. Den genannten Lebensmitteln fehlt aber dieses Vitamin, beziehungsweise ist es nur in unzureichender Menge vorhanden. Dieses Ungleichgewicht kann zu Konzentrationsschwäche, Abgeschlagenheit und Reizbarkeit führen. Gleiches gilt übrigens für Fastfood Gerichte.

Vollkornprodukte dagegen enthalten neben einem hohen Anteil an Kohlenhydraten eine entsprechende Menge an Thiamin, das vor allem in den Randschichten von Getreide zu finden ist. Beim Verzehr von Vollkornprodukten ist eine Unterversorgung mit Vitamin B_1 unwahrscheinlich. Ein Ungleichgewicht entsteht möglicherweise beim Verzehr thiaminreicher Lebensmitteln bei gleichzeitig hohem Alkoholkonsum. Alkohol fördert die Ausscheidung des Vitamins über die Niere, was zu einer Störung des Thiaminstoffwechsels führen kann.

Vollkorngetreide wird als der größte Vitamin-B_1-Lieferant angesehen. Aber auch in anderen Lebensmitteln ist das Vitamin vorhanden, beispielsweise in Schweinefleisch, Fisch, Milchprodukten, Kartoffeln und Hülsenfrüchten. Bei einer ausgewogenen Vollwertkost ist ein Thiaminmangel eher unwahrscheinlich. Zu beachten wäre aber, dass das wasserlösliche Vitamin-B_1 sehr empfindlich ist gegen Licht, Sauerstoff und Hitze. Die durchschnittlichen Zubereitungsverluste liegen bei 30%, welche durch Wiedererwärmen von Speisen oder langem Warmhalten erheblich höher liegen können.

Vitamin B_2 (Riboflavin)

Riboflavin beschleunigt als Koenzym die Energiegewinnung aus Kohlenhydraten, Fetten und Eiweiß. Obendrein unterstützt es Vitamin B_6 sowie Niacin bei dessen Aufgaben und wirkt im Organismus – speziell an den roten Blutkörperchen – als Radikalfänger.

Vitamin B_2 ist in tierischen Lebensmitteln reichhaltig vorhanden: Milch, Milchprodukte, Leber, Fleisch und Fisch sind die wichtigsten Lieferanten. Aber auch in vielen pflanzlichen Produkten findet sich das Vitamin.

Niacin (Vitamin B_3)

Niacin, früher als Vitamin B_3 bezeichnet, hat im Körper zahlreiche Aufgaben. Eine der bedeutendsten ist seine Funktion im Bereich der Energiegewinnung: es ist am Eiweiß-, Fett- und Kohlenhydratstoffwechsel beteiligt. Ähnlich dem Vitamin B_1 fördert es die Bildung von Neurotransmittern. Demnach spielt Niacin auch eine wesentliche Rolle für die geistige Leistungsfähigkeit.

Niacin kann über Lebensmittel aufgenommen und vom Körper aus der Aminosäure Tryptophan hergestellt werden. Ein Mangel ist deshalb unwahrscheinlich, zumal das Vitamin in fast allen Lebensmitteln enthalten ist. Mit besonders reichhaltigem Gehalt sind beispielsweise Fleisch, Fisch (wie Hering, Lachs), Vollkorngetreide, getrocknete Früchte sowie Kaffeebohnen.

Vitamin B_5 (Pantothensäure) und Vitamin B_6 (Pyridoxin)

Beide Vitamine spielen eine wichtige Rolle in verschiedensten enzymatischen Reaktionen. Beteiligt sind sie an vielen Zellfunktionen, beispielsweise der Energiegewinnung, aber auch an der Bildung von Neurotransmittern, wie Dopamin und Serotonin. Sie halten wach und dienen der Weiterleitung von Nervenimpulsen.

Befindet sich Panthotensäure in sehr vielen Lebensmitteln – pflanzlich wie tierisch, so ist das Pyridoxin reichlich in tierischen Nahrungsmitteln vorhanden. Für beide Vitamine gilt, dass sie in unserer Nahrung weit verbreitet sind und dadurch Mängel selten vorkommen.

Folsäure (Vitamin B_9)

Folsäure ist ein Vitamin, das an sehr vielen Stoffwechselvorgängen beteiligt ist. Beispielsweise wirkt es am Aufbau der DNS (Desoxyribonukleinsäure – Träger der Erbinformation) mit, der Zellteilung und Zellentwicklung, an der Blutbildung sowie an der Produktion der Neurotransmitter Serotonin und Dopamin. Es hat im Organismus eine so umfassende Wirkung, dass auch das Gehirn davon profitiert. Herausragend ist die Bedeutung von Folsäure in den ersten Schwangerschaftsmonaten, in denen die Zellteilung und -neubildung im Leben eines Menschen am schnellsten vonstattengeht.

Folsäure ist in vielen Lebensmitteln vorhanden: Vollkornprodukte, Hülsenfrüchte, Nüsse, Gemüse, Obst und

Eier. Fleisch und Fisch enthalten nur relativ wenig davon. Trotz seines häufigen Vorkommens in Lebensmitteln ist ein Folsäuremangel keine Seltenheit, was an der Verarbeitungsempfindlichkeit des Vitamins liegt. Neben der Wasserlöslichkeit – was zu Verlusten beim Waschen und Kochen führen kann – schadet ihm Licht, Sauerstoff, Hitze und langes Kochen. Gerade in Bezug auf Folsäure sollte auf eine schonende Zubereitung möglichst frischer Lebensmittel geachtet werden.

Vitamin B_{12} (Cobalamin)

Cobalamin wird in nur sehr geringen Mengen im Körper benötigt, was nicht heißt, dass es deswegen eine untergeordnete Rolle spielt. Es ist an einer ganzen Reihe von Stoffwechselvorgängen beteiligt: Zellwachstum und -teilung, Bildung der roten Blutkörperchen und der Hülle der Nervenfasern sowie Aufbau der Erbsubstanz im Zellkern, um nur einige zu nennen. Somit ist es an der Sauerstoffversorgung der Gehirnzellen ebenso beteiligt wie an der reibungslosen Informationsweiterleitung – beides Grundvoraussetzungen für die Fähigkeit zum Denken und für das Gedächtnis.

Über die tägliche Nahrung kann der Vitamin-B_{12}-Bedarf problemlos gedeckt werden, vorausgesetzt ein Teil der Kost besteht aus tierischen Produkten (Fleisch, Fisch, Eier, Milch). Cobalamin fehlt in pflanzlichen Lebensmitteln fast vollkommen. Sauerkraut bildet eine Ausnahme: die Mikroorganismen, die für die Gärung verantwortlich sind, bilden Vitamin B_{12}. Eine Unterversorgung kann bei Vegetariern entstehen, die komplett auf tierische Nahrung verzichten oder diese in nur sehr geringen Mengen verzehren. Typischerweise äußert sich ein Mangel in Konzentrationsproblemen, Müdigkeit, Blässe und Gangunsicherheit.

Sekundäre Pflanzenstoffe

Sekundäre Pflanzenstoffe führten lange ein kümmerliches Dasein in der Ernährungswissenschaft. Fast ausschließlich wurde ihre schädliche beziehungsweise toxische Wirkungen untersucht. Erst in den letzten Jahren fanden die gesundheitlichen Aspekte das Interesse der Wissenschaft. Schätzungsweise 60.000 bis 100.000 Pflanzenstoffe gibt es und nur wenige davon sind bis heute erforscht. Immer neue gesundheitsfördernde Effekte werden entdeckt. Nach heutigem Wissensstand sind für das Gehirn vor allem die antioxidativ wirkenden sekundären Pflanzenstoffe von Bedeutung. Dazu zählen beispielsweise Karotinoide und Polyphenole.

In der Pflanze selbst erfüllen sekundäre Pflanzenstoffe spezifische Aufgaben: Farb- und Duftstoffe ziehen Samenverbreiter und Bestäuber an, Abwehrstoffe schützen sie vor Schädlingen und Krankheiten, Bitterstoffe schrecken Fressfeinde ab und nicht zu Letzt gibt es die so genannten Wachstumsregulatoren.

Karotinoide sind vor allem in farbigem Obst und Gemüse vorhanden: in orangefarbenen, gelben und roten Früchten sowie in grünblättrigem Gemüse sind sie die

Pflanzenfarbstoffe. Sie fungieren als effektive Radikalfänger, die die Zellwände und die DNS vor Schäden schützen. Pflanzen, die einen hohen Karotinoidgehalt aufweisen, sind zum Beispiel Aprikosen, Brokkoli, Karotten, Spinat, Kopfsalat, Mangos, Tomaten, Pfirsiche und Orangen.

In vino veritas

Laut Hippokrates ist „Wein ein Ding, in wunderbarer Weise für den Menschen geeignet, vorausgesetzt dass er, bei guter und schlechter Gesundheit, sinnvoll und im rechten Maße verwandt wird". Und genau hierin liegt der Knackpunkt. Wird Wein in Maßen genossen (bei Männern 1/4 bis maximal 1/8 Liter, bei Frauen höchstens die Hälfte), verringert er nachweislich die Sterblichkeit. Allerdings kehrt sich dieser Effekt sehr schnell um, wenn regelmäßig in großen Mengen Alkohol getrunken wird. Dann schädigt Alkohol massiv die Zellen, mit einem deutlich erhöhten Risiko für Krebserkrankungen.

Polyphenole schützen die Pflanzen vor oxidativen Schäden und kommen vor allem in den Randschichten und äußeren Blättern fast aller Pflanzen vor. Das antioxidative Potenzial wirkt auch im menschlichen Körper. Polyphenole umfassen eine sehr unterschiedlich aufgebaute Stoffgruppe. Unter anderem zählen die Flavonoide mit ihrer stark antioxidativen Wirkung dazu. Um einen möglichst hohen Anteil an Flavonoiden aufzunehmen, empfiehlt es sich die Schalen und Randschichten pflanzlicher Lebensmittel soweit möglich mitzuessen.

Anthocyane sind eine Untergruppe der Flavonoide, erkennbar an den rot-blau-schwarzen Farbpigmenten im Pflanzenreich. Auberginen, schwarze Johannisbeeren, Heidelbeeren, Brombeeren, Erdbeeren, Rotwein und Rotkohl enthalten besonders viele Anthocyane, außerdem Hülsenfrüchte mit schwarzen und roten Schalen. Inwieweit Anthocyane vom menschlichen Körper verwertet werden können, ist nicht abschließend geklärt.

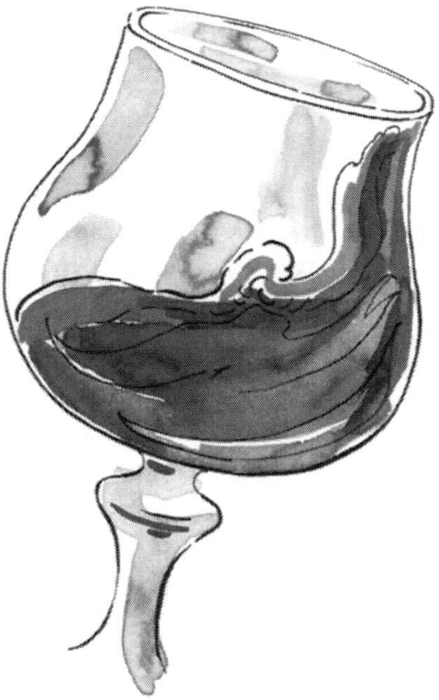

In einem Liter Rotwein können bis zu 2 g antioxidativ wirkender Polyphenole enthalten sein.

Flüssigkeit unterstützt den Gedankenfluss

Wir sagen: „Der Fisch möchte schwimmen“ und schon schmeckt der Riesling zur Scholle noch besser. Auch die Gehirnzellen wollen schwimmen – natürlich lieber in Wasser als in Alkohol! Der menschliche Körper besteht aus ca. 70% Wasser, das sich auf alle Körperzellen verteilt. Das Wasser befindet sich in einem permanenten Rundlauf: vom Darm in die Blutbahnen, von dort in die Zellen, wieder zurück in die Blutbahnen, weiter zu den Nieren und in die Schweißdrüsen und schließlich aus dem Körper heraus. Der ständige Wasseraustausch wird einerseits zum Nährstofftransport der Nahrung in die Zellen genutzt. Andererseits werden die entstehenden Abfallprodukte aus den Zellen abtransportiert und ausgeschieden. Bei all diesen Vorgängen spielt Wasser eine zentrale Rolle als Transportmittel. Auch in und um unsere Zellen befindet sich Wasser. Mineralstoffe in gelöster Form sind dort vorhanden, in der Zelle vorwiegend Kalium, außerhalb Natrium. Durch die unterschiedlichen Mineralstoffe innerhalb und außerhalb der Zellen können Spannungen entstehen – Voraussetzung für die Informationsübertragung in den Nervenleitungen.

Bereits ein geringer Wasserverlust von 1% bis 2% unserer Körperflüssigkeit führt dazu, dass das Blut dicker wird und sich dadurch die Nährstoff- und Sauerstoffversorgung der einzelnen Zellen verschlechtert. Es gilt also das Wasser, das wieder ausgeschieden wird, zu ersetzen.

Wassermangel im Gehirn

Ist das Blut bereits ein wenig dickflüssiger als es normalerweise ist, werden die Kapillaren – die feinsten Blutäderchen an den Enden der Gefäße – nicht mehr bestmöglich mit Nährstoffen und Sauerstoff versorgt. Das kann einerseits zu einer Unterversorgung der Zellen führen, und andererseits kann das im Stoffwechsel entstandene Kohlendioxid nicht ausreichend abtransportiert werden. Die Zellen arbeiten nicht optimal. In Folge sinken die geistige Leistungsfähigkeit und Vitalität.

Wird der Zeitpunkt verpasst und nichts getrunken, kann es zu Kopfschmerzen und Müdigkeit kommen – manchmal sogar zu Gedächtnisstörungen oder Stimmungsschwankungen. Diese Symptome werden selten in Zusammenhang mit Flüssigkeitsmangel gesehen. Beste Abhilfe und beste Vorsorge: ausreichend trinken!

Normalerweise sind 1,5 bis 2 Liter reine Flüssigkeit für einen Erwachsenen ausreichend um den Wasserhaushalt auszugleichen. Je nach körperlicher Anstrengung oder an heißen Sommertagen kann der Bedarf aber weit darüber liegen. Wasser nehmen wir nicht nur durch Getränke auf, sondern auch über die Nahrung. So beträgt die Flüssigkeitsaufnahme über Lebensmittel bereits durchschnittlich 800 – 900 ml täglich. Es bleiben dann noch etwa 1,5 Liter Wasser, die wir über den Tag verteilt trinken sollten. Übrigens, das Argument „ich habe aber keinen Durst“ zählt nicht: Trainieren Sie das Trinken – Sie werden sehen, es funktioniert. Vor allem Ihre Konzentration und Ihr Durchhaltevermögen lassen sich dadurch steigern!

Nun ist Flüssigkeit aber nicht gleich Flüssigkeit. Getränke, die viel Zucker enthalten oder alkoholische Getränke sollte man nicht als Durstlöscher verwenden. Sie bringen eine große Menge an zusätzlicher Energie, die schnell verfügbar ist. Kann die Energie nicht sofort verbraucht werden, wird sie unverzüglich in den Fettdepots gespeichert. Und wie es mit dem „Hüftgold" nun mal so ist: ist das Fett erst einmal gespeichert, werden wir es nur noch mühsam wieder los.

Idealerweise trinkt der Mensch Wasser. Wem das zu langweilig klingt, der kann durchaus mal verschiedene Wässer ausprobieren, denn wie beim Apfelsaft, so schmeckt auch beim Wasser nicht jede Sorte gleich. Wasser bekommt auch eine andere Geschmacksnote, indem frische Kräuter wie Minze oder Zitronenmelisse dazugegeben werden oder durch ein Stück Ingwer beziehungsweise einen Zitronenspalt. Darüber hinaus sind stark verdünnte Säfte und ungesüßte Früchte- oder Kräutertees geeignet.

Wasser ist nicht gleich Wasser

In Europa ist die Qualität des Leitungswassers regional stark unterschiedlich, auch wenn ähnliche Standards und Grenzwerte gelten. Die Qualität wird nicht nur von der Herkunft beeinflusst – zum Beispiel ob es Oberflächenwasser ist oder Grundwasser – auch die Umwelt nimmt Einfluss auf die Qualität. Leitungswasser, das beispielsweise aus einer landwirtschaftlich sehr intensiv genutzten Gegend kommt, weist höhere Werte an Pestiziden oder Nitraten auf als Wasser aus landwirtschaftlich wenig bewirtschafteten Bereichen. Meist liegen die Werte unter den gesetzlichen Grenzwerten und manchmal wird auch die Schädlichkeit in Frage gestellt: Nitrat gilt als gesundheitlich unbedenklich – sofern es nicht in extrem hohen Dosen aufgenommen wird. Es kann aber in Nitrit umgewandelt werden, was bei Säuglingen zu einem lebensgefährlichen Sauerstoffmangel führen kann. Dazu kam in den letzten Jahren eine neue Art der Verunreinigung, nämlich Rückstände von Medikamenten. Mit Medikamenten belasteter Urin und die Entsorgung von Restmedikamenten über die Toilette sind Ursachen hierfür. Angeblich besteht für den Verbraucher keine gesundheitliche Gefahr.

Hat das Leitungswasser Trinkwasserqualität, müssen noch die hauseigenen Wasserleitungen betrachtet werden, dass sie die Wasserqualität nicht beeinträchtigen. Sind die Rohre und Armaturen aus Blei, Kupfer oder Nickel? Wenn Leitungswasser längere Zeit nicht fließt, können sich für den Organismus schädliche metallische Stoffe aus den Rohren lösen und ins Wasser übergehen.

Deshalb ist es empfehlenswert, Wasser, das über mehrere Stunden in den Rohren stand, ablaufen zu lassen. Als Trink- beziehungsweise Kochwasser ist Leitungswasser geeignet, wenn es Grundwassertemperatur hat – also richtig kalt aus dem Hahn läuft. Sie können das abgelassene Wasser beispielsweise zum Blumengießen oder Saubermachen verwenden.

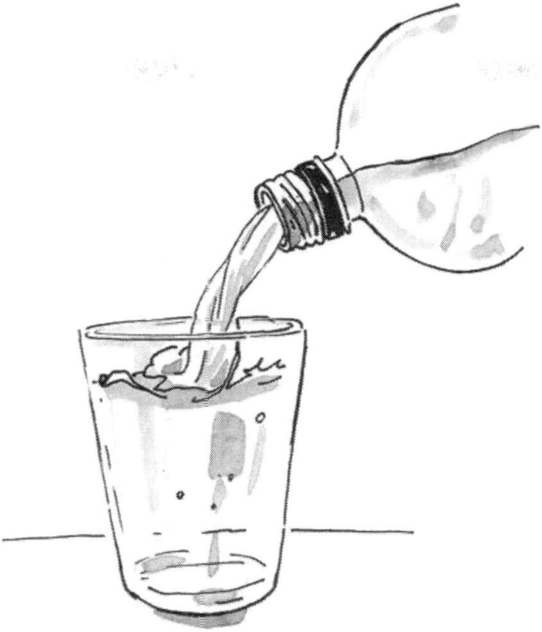

Wachmacher Kaffee

Kaffee gilt als Wachmacher Nummer Eins. Dabei wissen wir natürlich, dass es das Koffein im Kaffee ist, das uns munter macht. Aber wie kommt es dazu, dass wir mit einem Espresso nach dem Essen plötzlich nicht mehr so schlapp sind? Und warum wirkt das Koffein bei dem einen stark aufputschend und bei dem anderen gar nicht?

Das Koffein gelangt über die Darmwände in den Blutkreislauf, und zwar in kürzester Zeit und fast vollständig. Von dort verteilt es sich über den gesamten Organismus. Bereits bei geringer Zufuhr merkt man die anregende Wirkung: die Müdigkeit verringert sich, Konzentrations- und Lernfähigkeit steigen. Ganz zu schweigen davon, dass sich die Stimmung verbessert. Dies kann größtenteils darauf zurückgeführt werden, dass Koffein als Gegenspieler des Neurotransmitters Adenosin gilt. Adenosin unterdrückt die Ausschüttung von Dopamin, Acetylcholin und Noradrenalin – Botenstoffe, die auf den Organismus aktivierend wirken. Adenosin bewirkt, dass man schlapp und müde wird, was sehr nützlich sein kann – signalisiert doch der Körper, dass er eine Pause braucht. Leider haben nur wenige Chefs Verständnis dafür, dass sich der Pegel des Adenosins nicht immer nach den üblichen Arbeitszeiten richtet, sondern auch und gerade nach dem Mittagessen steigt.

Können wir also unserem Mittagstief nicht nachgeben, so müssen wir ihm gegensteuern. Und dabei kann das Koffein behilflich sein. Es blockiert die Adenosinrezeptoren, so dass das Adenosin in seiner Wirkung gehemmt ist. Die Folge davon: der Puls beschleunigt sich, der Blutdruck erhöht sich und die Müdigkeit verschwindet – zumindest vorübergehend. Bei regelmäßigem Kaffeegenuss steuert der Körper allerdings gegen und produziert mehr Rezeptoren an den Nervenenden. Eine Gewöhnung an das Koffein, die individuell unterschiedlich stark ausgeprägt sein kann, findet statt, wodurch die stimulierende Wirkung nachlässt.

Die aufputschende Wirkung des Kaffees ist also abhängig von der regelmäßig aufgenommenen Koffeinmenge. Je mehr Koffein der Körper bekommt, desto weniger wirkt es. Und schon wieder ist die Weisheit „viel hilft viel“ widerlegt. Bei einem Konsum von übermäßig viel Kaffee kann es zu Unruhe, Nervosität, Zittern, Schlafstörungen und Konzentrationsschwierigkeiten kommen. Darum gilt als Faustregel: zwei bis vier Tassen Kaffee täglich vertragen Erwachsene meist recht gut. Bei Mengen, die darüber liegen, sollte sich jeder beobachten, ob der Kaffee noch eine positive Wirkung zeigt.

Abschließend noch ein paar Worte bezüglich der besseren Bekömmlichkeit von Espresso: der „Kleine Schwarze“ enthält aufgrund seiner Zubereitungsart weniger magenreizende Stoffe als Filterkaffee. Dadurch wird er von vielen Kaffeeliebhabern als magenfreundlicher wahrgenommen. Zusätzlich enthält Espresso wesentlich weniger Koffein im Vergleich zu gefiltertem Kaffee. Durch die kurze Bedampfung des Kaffeemehls bleibt ein Teil des Koffeins im Satz zurück. Wen wundert da, dass manch einer nach einer Tasse Filterkaffee am späten Nachmittag Einschlafschwierigkeiten bekommt, aber Espresso nach dem Abendessen verträgt?

Hilfe für die grauen Zellen

Ohne Zweifel hat die tägliche Ernährung einen großen Einfluss auf die Denkfähigkeit und Konzentration. Zusätzlich können die Nervenzellen durch Stimulanzien wie Kräuter und Gewürze aber auch durch ätherische Öle angeregt beziehungsweise beruhigt werden. Der Ausgleich zwischen hoher Leistungsfähigkeit und anschließender Ruhe ist für die grauen Zellen von immenser Wichtigkeit. Schlaf beziehungsweise gut gesetzte Pausen helfen dem Gehirn Eindrücke zu sortieren und zu verarbeiten.

Zauberhafte Kräuter und Gewürze

Kräuter und Gewürze können den Denkapparat positiv beeinflussen. Aber nicht jedes Kraut hilft auch jedem Menschen auf dieselbe Art und Weise. Wollen Sie Ihre grauen Zellen mit Kräutern und Gewürzen unterstützen, dann ist eine genaue Eigenbeobachtung erforderlich, damit sich auch die gewünschte Wirkung einstellt. Baldrian ist zum Beispiel bekannt für seine beruhigende Wirkung. Allerdings kann es bei Verwendung von Baldriantinktur – sofern sie zu wenig Wirkstoff enthält – auch zu einer entgegengesetzten Reaktion kommen.

Alle im Folgenden genannten Kräuter und Gewürze, können dem Nervensystem vorbeugend helfen mit anspruchsvollen Lebensphasen besser umzugehen. Fühlen Sie sich allgemein über einen längeren Zeitraum unwohl oder unkonzentriert, sollten Sie einen Arzt aufsuchen. Wenn Sie bestimmte Medikamente einnehmen und zusätzlich Kräuter verwenden wollen – fragen Sie Ihren Arzt oder Apotheker: es könnte dabei zu unerwünschten Wechselwirkungen kommen.

Spricht man von unterstützenden Kräutern und Gewürzen für das Gehirn, heißt das nicht zwangsläufig, dass eine aufputschende Wirkung erreicht werden soll. Gerade in stressigen Zeiten ist es für die grauen Zellen unerlässlich Phasen der Ruhe sicherzustellen: nötig ist der Wechsel zwischen Stress und Ruhe, zwischen Anspannung und Entspannung. Nachfolgend werden sowohl Pflanzen vorgestellt, die aktiv die Konzentration und das Denkvermögen fördern können als auch solche, die für den seelischen Ausgleich sorgen – denn nur mit ausreichender Erholung kann das Gehirn auf Dauer leistungsfähig bleiben.

Baldrian (Valeriana officinalis)

Baldrianwurzeln enthalten ein stark riechendes, nervenberuhigendes Öl, dessen entspannende Wirkung in Europa mindestens seit dem 15. Jahrhundert bekannt und geschätzt ist. Zuvor wurde es als Abwehrzauber gegen Böse Magie und den Teufel genutzt, aber auch gegen verschiedene Beschwerden. Ursprünglich stammte die Pflanze aus den gemäßigten Zonen Asiens.

Eine der am besten untersuchten Heilpflanzen ist die Baldrianwurzel. Sie wird hauptsächlich als Schlaf- und Beruhigungsmittel eingesetzt. Gegenüber klassischen Schlafmitteln hat sie den Vorteil, nicht abhängig zu machen und es tritt kein Gewöhnungseffekt ein. Außerdem verursacht der Baldrian keine Benommenheit nach dem Aufwachen – vorausgesetzt er wurde nicht überdosiert.

Die schlaffördernde Wirkung von Baldrian wurde in zahlreichen Untersuchungen nachgewiesen. Sie erklärt sich durch die Unterstützung verschiedener schlafdienlicher Mechanismen. Die Aktivität der motorischen Nervenzellen wird herabgesetzt, wodurch der Körper auf eine Art Schlafmodus eingestimmt wird. Gleichzeitig wird die Glukoseverarbeitung in fast allen Hirnregionen reduziert, was aktive Denkprozesse dämpft. Zusätzlich werden spezielle Rezeptoren an den Nervenenden besetzt, um den Organismus zu beruhigen und dadurch einschläfernd zu wirken. Das Olivil aus der Baldrianwurzel kann sogar an Rezeptoren gebundenes Koffein verdrängen. Dadurch wird die aktivitätssteigernde Wirkung des Koffeins aufgehoben und Müdigkeit kann einsetzen.

In anderen Studien wurde festgestellt, dass sich nicht nur das Einschlafverhalten verändert, sondern auch die Tiefschlafphasen. Baldrian wirkt sich nicht nur positiv auf das Schlafverhalten aus. Er soll auch bei nervöser Erschöpfung und geistiger Überarbeitung wirken. Die Wurzel enthält den Neurotransmitter GABA. Wie im Kapitel über Gehirnbotenstoffe erwähnt, ist GABA eine wichtige hemmende Signalsubstanz. Die Erregbarkeit der Nervenzellen wird herabgesetzt. Baldrian scheint dadurch bei Erregung und Unruhe zu helfen.

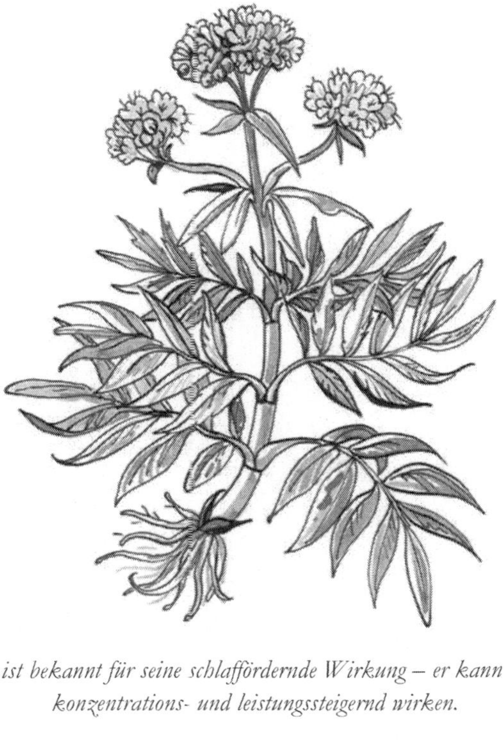

Baldrian ist bekannt für seine schlaffördernde Wirkung – er kann aber auch konzentrations- und leistungssteigernd wirken.

Laut Erfahrungsmedizin ist das nur ein Teil des Potenzials von Baldrian. Aufgrund des regulierenden Effekts auf den Gehirnstoffwechsel soll er Konzentrationsfähigkeit und Leistungsvermögen verbessern sowie eine ausgleichende Wirkung besitzen. Dadurch erhöht sich die Fähigkeit zur Stressbewältigung. Möglicherweise beseitigt Baldrian auch Prüfungsangst und Lampenfieber.

Baldrian wird als Tee, Dragees, Tropfen, Tinktur und Badezusatz gehandelt. Wenn Sie also nicht wissen, wo Baldrian in freier Natur zu finden ist, dann können Sie auf eine Vielzahl an Präparaten zurückgreifen. Hier empfiehlt es sich, sich fachkundig nach den eigenen Bedürfnissen beraten zu lassen.

Damiana (Tunera Diffusa)

„Mizib-coc" – Asthmabesen – hieß die Pflanze in der Sprache der Maya. Sie wurde in Mexiko hauptsächlich wegen ihres positiven Einflusses auf die Lunge geschätzt, mitunter auch bei Zeremonien genutzt.

Heute wird sie als allgemeines Stärkungsmittel angesehen, das besonders in stressigen Zeiten unterstützend wirkt. Damiana wird ein positiver Einfluss bei Überarbeitung und nachlassender Leistungsfähigkeit zugeschrieben. Sie wirkt anregend auf das Gehirn, allerdings nicht übersteigernd, sondern eher ausgleichend. Werden die getrockneten Blätter als Tee zubereitet, so soll sich dessen Genuss positiv auf die Konzentration auswirken.

Den „heißen Grüßen aus Mexiko" wird nachgesagt, mehr Lockerheit und Gelassenheit ins Leben zu bringen.

Damiana soll die Entspannung fördern und bei Nervosität und Schlaflosigkeit beruhigend wirken. In der Aromatherapie wird das ätherische Öl zur Stimmungsaufhellung verwendet.

Ob sich die beruhigenden, stimmungsaufhellenden und denkförderlichen Stoffe der mexikanischen Pflanze in Wasser lösen können, ist teilweise umstritten. Unklar ist demnach inwieweit eine Teezubereitung die unterstützende Wirkung zeigt, die gewünscht wird. Wer auf Nummer sicher gehen möchte, kann auf Extrakte zurückgreifen. Es wird übrigens empfohlen, dass Schwangere und Stillende sowie Menschen mit Lebererkrankungen Damiana nicht verwenden.

Drüsiges Springkraut (Impatiens glandulifera)

Das drüsige Springkraut gelangte erst Mitte des 19. Jahrhunderts von Asien nach Europa. Seinen Namen erhielt das Kraut aufgrund seiner Samenverbreitung: bis zu 4.000 Samen sammeln sich in Kapseln, die bei Berührung aufspringen und diese bis zu sieben Meter weit aus ihrem Inneren schleudern.

In der Bachblütentherapie zählt die Pflanze zu den 39 klassischen Bachblüten und wird mit den beiden Gegensätzen Geduld und Ungeduld in Zusammenhang gebracht. Sie soll Menschen, die aufgrund ihrer eigenen schnellen Auffassungsgabe wenig Geduld für ihre langsamere Umgebung aufbringen können, ausgeglichener machen. Die Verwendung von Impatiens Bachblüten scheint einerseits förderlich zu sein, um mit hoher geistiger Geschwindigkeit zu denken und zu arbeiten. Andererseits soll sie die eigene Ausgeglichenheit unterstützen und das Verständnis für andere erhöhen.

Ginkgo biloba

Ginkgo, ein „Dinosaurier" der Pflanzenwelt, gilt als ausgesprochener Überlebenskünstler. Seine Vorfahren waren schon vor 200 Millionen Jahren über die ganze Welt verbreitet. Nach der Verwüstung Hiroshimas infolge der Atombombe überlebten angeblich einige wenige Ginkgobäume, die trotz schwerster Beschädigung bereits im darauf folgenden Jahr wieder austrieben.

In Asien – ausgehend von China – wurde eine spezielle Art des Ginkgobaums kultiviert und in der dortigen Heilkunde eingesetzt. Anfang des 18. Jahrhunderts kam die Pflanze nach Europa, wobei deren gesundheitlicher Nutzen anfänglich kaum eine Rolle spielte. Heutzutage wird davon ausgegangen, dass das Extrakt der Blätter zellschützend wirkt. Üblicherweise wird es zur Steigerung der Hirnleistung verwendet – es gilt als Dopingmittel der Denk-, Lern- und Konzentrationsfähigkeit.

Dopamin, Noradrenalin und Acetylcholin, wichtige Neurotransmitter in den Denkprozessen, können von Ginkgo profitieren: die Botenstoffe werden indirekt aktiviert, indem der alterungstypische Abbau der Rezeptoren verzögert wird. Stehen den Nervenzellen genügend

Andockstellen zur Verfügung, funktioniert die Informationsweiterleitung reibungslos.

In mehreren Studien, die allerdings nicht repräsentativ durchgeführt wurden, testete man den Einfluss von Ginkgo auf die Lerneigenschaften: bei kurzfristiger Gabe von Ginkgo-Extrakt zeigte sich ein positiver Einfluss auf die Aufmerksamkeit und das Gedächtnis. Bei längerer Einnahme (länger als 6 Wochen) gingen diese Effekte verloren. Dies weist auf Gewöhnungseffekte hin.

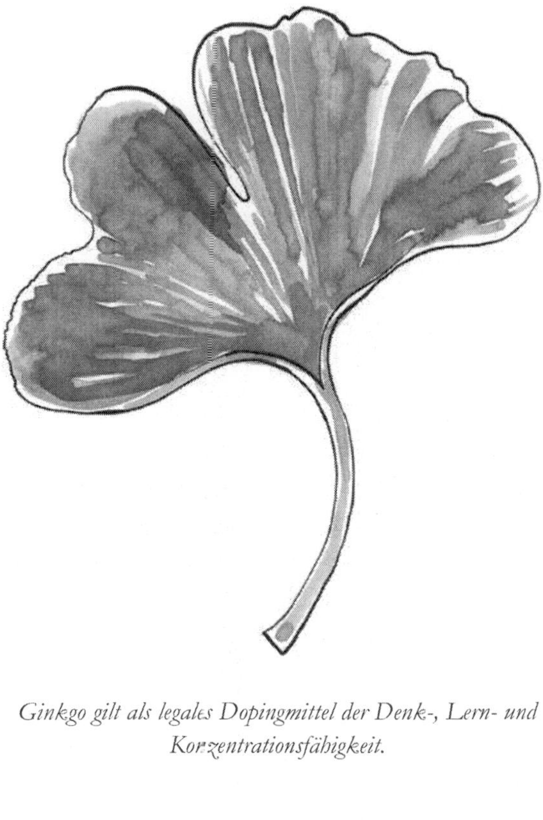

Ginkgo gilt als legales Dopingmittel der Denk-, Lern- und Konzentrationsfähigkeit.

In den Ginkgoblättern findet sich ein hoher Anteil an antioxidativ wirkenden Flavonoiden. Dadurch wirkt Ginkgo einerseits schützend auf die Hüllen der Nervenzellen, die zu einem hohen Anteil aus mehrfach ungesättigten Fettsäuren bestehen. Andererseits wirkt es sich positiv auf die Geschmeidigkeit der Blutzellwände aus. Die Fließeigenschaft des Blutes wird verbessert und damit die Sauerstoff- und Nährstoffversorgung bis in die kleinsten Gefäße. Ginkgoflavonoide verbessern die Durchblutung vieler Gehirnregionen deutlich.

Ginko in Kombination mit anderen Wachmachern

Ginkgoblätter in Verbindung mit grünem Tee ergeben ein extrem wirksames Mittel gegen freie Radikale. Die antioxidative Wirkung dieser Teemischung konnte in Studien belegt werden. Allerdings sollten Sie den Tee nicht länger als 5 Minuten ziehen lassen, da er sonst sehr bitter wird.

Ginkgo-Ginseng-Mischungen sorgen für gute Laune. In einer Studie mit über 250 Teilnehmern wurde beobachtet, dass die Einnahme eines Ginkgo-Ginseng-Extrakts zur deutlichen Verbesserung des Kurz- und Langzeitgedächtnisses führte. Dies wird auf eine vermehrte Freisetzung von Neurotransmittern, die wir zum Lernen und Erinnern brauchen, zurückgeführt. Möglicherweise tritt auch bei der Kombination von Ginkgo mit Ginseng nach einiger Zeit ein Gewöhnungseffekt ein.

Ginkgo wird in den verschiedensten Formen angeboten. Gängig sind unter anderem Tees und Extrakte. Allerdings lösen sich die meisten Ginkgowirkstoffe, die sich positiv auf das Gedächtnis und die Konzentration auswirken, nicht in Wasser. Eine Ausnahme bilden die Flavonoide. Sie finden sich auch in nennenswerten Mengen in den Tees wieder, die aus Ginkgoblättern zubereitet wurden. Achtung: bei der Teezubereitung gehen magenreizende Säuren in das Getränk über! Übelkeit und Erbrechen können die Folge sein. Ginkgotees sollten nur in kleinen Mengen getrunken werden

Die Einnahme von Extrakten aus Ginkgoblättern gilt als risikoarm. Manche Medikamente können durch Ginkgo in der Wirkung verstärkt werden. Übrigens können auch die Nüsse des Ginkgobaums gegessen werden. Hierbei muss man aber Vorsicht walten lassen, da beim Verzehr großer Mengen ein Vergiftungsrisiko besteht.

Ginseng (Panax ginseng)

Viele überlieferte Eigenschaften dieser spindelförmigen Wurzel, die in China auch „Menschenwurzel" genannt wird, wurden durch klinische Studien bestätigt. Ginseng wirkt stimmungsaufhellend und verbessert das körperliche und geistige Leistungsvermögen.

Ginseng fördert die Gehirnaktivität auf folgende Art und Weise: durch Gefäßerweiterung wird die Durchblutung des Gehirns angeregt, was eine verbesserte Sauerstoff- und Nährstoffversorgung zur Folge hat. Überdies wird die Ausschüttung der Botenstoffe Dopamin, Noradrenalin und Serotonin in den Gehirnzellen unterstützt. Wahrscheinlich nimmt das Gehirn nach Einnahme von Ginsengextrakt vermehrt Glukose auf, was zu einem Energieschub in den Nervenzellen führen kann. Ginseng stärkt demnach die geistige und körperliche Leistungs- und Konzentrationsfähigkeit. Es soll ferner die Gedächtnis- und Lernleistung steigern und die intellektuellen Fähigkeiten anregen.

Nahrungsergänzungsmittel, die mit Ginseng werben, enthalten häufig eine zu geringe Wirkstoffdosierung. Fachkundige Beratung zum Beispiel in Apotheken ist hier empfehlenswert.

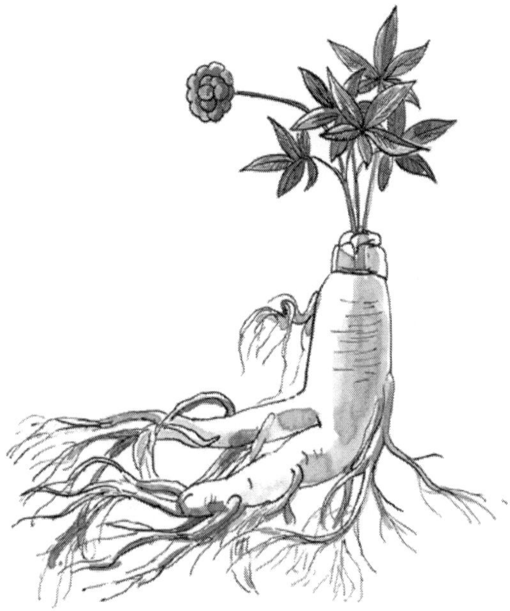

Ginseng verbessert die körperliche und geistige Leistungsfähigkeit.

Ingwer (Zingiber officinale)

Ingwer ist schon seit fast 3.000 Jahren in der chinesischen Küche und Heilkunde bekannt und beliebt. Er verbreitete sich während des Mittelalters bis nach Nordeuropa. Schon Hildegard von Bingen beschrieb Ingwer in ihrem Kräuterbuch als stärkendes Mittel, das gegen Magen-Darm-Beschwerden eingesetzt werden soll.

Er ist auch heute hauptsächlich wegen seiner verdauungsfördernden Wirkung bekannt. Überdies verhindert Ingwer durch sein antioxidatives Potential Angriffe freier Radikaler, was einen direkten Schutz der Zellmembranen zur Folge hat. Für das Gehirn ist dies aufgrund der mehrfach ungesättigten Fettsäuren in den Nervenzellen außerordentlich wichtig. Einen solch starken Schutzmechanismus finden wir ebenfalls in der Galgantwurzel und dem Ginkgo.

Zugeschrieben wird der Ingwerwurzel obendrein eine erweiternde Wirkung auf die Blutgefäße, was zu einer besseren Durchblutung führen kann und damit zu einer gesteigerten Hirnaktivität. Ingwer wird auch gegen die Symptome der Seekrankheit empfohlen.

Rosenwurz (Rhodiola rosea)

Die Wirkung von Rosenwurz wurde in den nordischen Ländern sowie in Russland intensiv untersucht. Dabei kam heraus, dass die Rosenwurz-Essenz sowohl Neurotransmitter als auch das zentrale Nervensystem beeinflusst. Der positive Einfluss auf das Gehirn wird auf den antioxidativen Zellschutz zurückgeführt. Radikalangriffe werden so verringert. Durch die stimulierende Wirkung auf die Gehirnbotenstoffe, verbessern sich Wahrnehmung, Lernen und Erinnern.

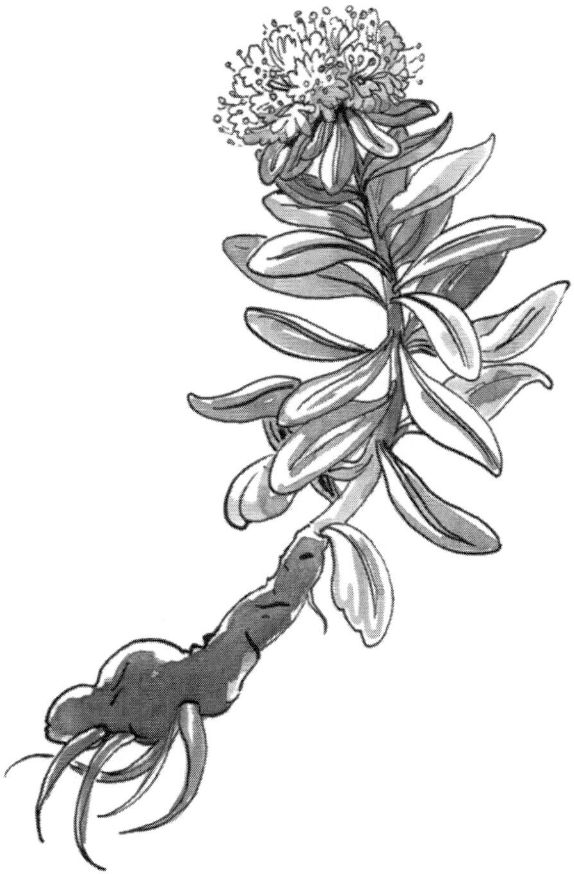

Kurzfristig kann Rosenwurz die geistige Leistungsfähigkeit verbessern – allerdings tritt nach einigen Wochen ein Gewöhnungseffekt ein.

In Kleinstudien ergab sich ein deutlicher Hinweis, dass Rosenwurz auf die Psyche anregend wirkt und durch die Einnahme von Rosenwurzextrakt eine erhebliche Verbesserung der geistigen Leistungsfähigkeit erreicht werden kann.

Allerdings ist auch bei diesem Präparat ein Gewöhnungseffekt nach ca. sechs Wochen wahrscheinlich.

Ysop (Hyssopus officinalis)

Zum Abschluss sei noch ein fast vergessenes Kraut, der Ysop, genannt. Ysop scheint eine stark anregende Wirkung auf den Hirnstamm und das Nervensystem zu haben. Ihm wird die Fähigkeit zugesprochen, die körpereigenen Reserven zu mobilisieren. Besonders in akuten Stresssituationen gilt Ysoptee als Unterstützung, einige Stunden länger durchzuhalten. Es wird ihm eine anregende Wirkung auf den Geist zugeschrieben bei gleichzeitigem Gefühl von Entspannung.

Ysop eignet sich nicht zur Dauereinnahme. Es besteht die Gefahr, dass die eigenen Reserven überschätzt werden und es zu Erschöpfungszuständen kommt.

Duftdoping

Kräuter und Gewürze enthalten, neben vielen anderen chemischen Verbindungen, ätherische Öle, die durch ihren Duft bestimmte Effekte auslösen können. Der Geruchssinn ist der älteste unserer Sinne. Er ist über die

Nase direkt mit dem limbischen System verbunden, dem Teil des Gehirns, in dem die Gefühle entstehen. Dementsprechend lösen Gerüche häufig in dem Augenblick Gefühle aus, in dem sie wahrgenommen werden. Dies hängt mit den persönlichen Erlebnissen und folglich mit dem individuellen Gedächtnis zusammen. Lavendel etwa verbindet der eine mit positiven Urlaubserinnerungen, für andere ist dieser Duft vielleicht mit der neugierigen Nachbarin verknüpft, mit der ein friedliches Auskommen unmöglich war. Beide Male verursacht derselbe Geruch vollkommen unterschiedliche Empfindungen.

Gerüche beeinflussen große Teile unseres Lebens, wenn auch unbewusst. Das Wohlbefinden, die Auswahl unserer Freunde und Partner, Emotionen, sogar die Fortpflanzung – alles wird auch von Gerüchen gesteuert und gelenkt. Ob wir mit dem neuen Kollegen gut auskommen ist oft eine Frage, ob wir ihn „riechen können".

Ätherische Öle sind pflanzliche Extrakte mit charakteristischem Geruch. Beim Einkauf sollte auf eine hohe Qualität und Reinheit des Produktes geachtet werden. Qualitativ hochwertig ist das Öl, wenn es nur aus einer Pflanzenart schonend hergestellt wurde, „100% reines ätherisches Öl" ist und aus kontrolliert-biologischem Anbau kommt.

Folgende Öle wirken auf das Nervensystem und eignen sich hervorragend für Duftlampen. Für unterwegs sind Duftlampen natürlich nicht das Mittel der Wahl. Aber auch hier ist eine einfache und unkomplizierte Unterstützung möglich: beträufeln Sie ein Taschentuch mit ein bis zwei Tropfen Ihres Lieblingsöls und genießen Sie den Duft – und die Wirkung.

Die meisten ätherischen Öle sollten nicht unverdünnt auf die Haut aufgetragen werden, um Überreaktionen zu vermeiden. Auch bei der Verwendung als Badezusatz ist Vorsicht geboten. Lieber ein bisschen weniger zusetzen als zu viel! Vorsicht auch bei der Handhabung: ätherische Öle sollten nicht ins Auge gelangen!

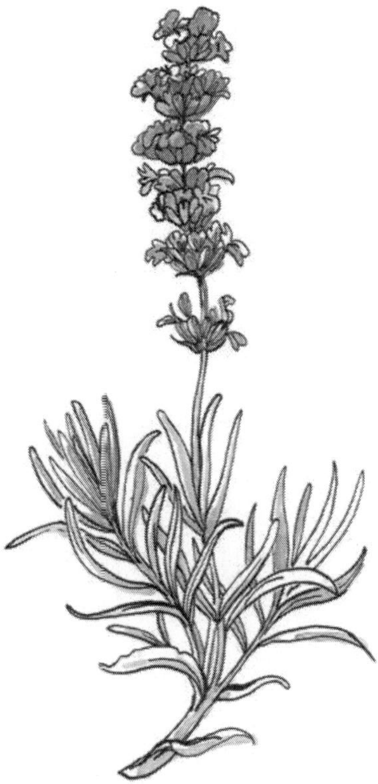

Echter Lavendel wirkt ausgleichend und beruhigend, dagegen ist Speicklavendel bekannt dafür, zu beleben und die Konzentration zu steigern.

Zitrusöle – Bergamotte-, Grapefruit-, Limetten-, Mandarinen-, Orangen-, Zitronenöl – wirken stimulierend, belebend und geistig anregend. Den typischen Grundcharakter des Duftes prägt eine Substanz, die allen Zitrusfrüchten gemein ist: das so genannte Limonen. Es regt den Energiestoffwechsel an und dadurch die Hirndurchblutung. Wahrnehmung und Konzentration werden gefördert.

Echtes Lavendelöl wirkt regulierend auf zahlreiche Neurotransmitter, insbesondere auf das Serotonin. Es wirkt ausgleichend, beruhigend, aber paradoxerweise auch anregend und erfrischend.

Speicklavendel ist eine mediterrane Pflanze, die wärmebedürftiger ist als der echte Lavendel. Beide Lavendelsorten zeichnen sich durch sehr unterschiedliche Inhaltsstoffe aus. Das Speicklavendelöl ist anregend und belebend. Es aktiviert die Gehirntätigkeit, fördert logisches Denken und Gedächtnisleistung. Es wirkt bei Konzentrationsschwäche und Müdigkeit belebend.

Lemongrassöl mit seinen aktivierenden Inhaltsstoffen vertreibt Lustlosigkeit, weckt die Lebensgeister und fördert Kreativität sowie logisches Denken. Es kann erfrischend, belebend und konzentrationsfördernd wirken.

Rosmarinöl soll stark anregend wirken, gedächtnisstärkend und steigernd auf die Konzentration. Es gilt als ideale Hilfe für Menschen, die an niedrigem Blutdruck leiden oder für „Morgenmuffel“, die morgens nur schwer in die Gänge kommen. Achtung: bei Überdosierung kann Rosmarin bei Epileptikern Anfälle auslösen!

Salbeiöl aktiviert den Gehirnstoffwechsel und somit die Gehirnleistung. Durch die Verwendung als Duftstoff kann die Lern- und Merkfähigkeit zunehmen. Die Ausschüttung von Acetylcholin wird aktiviert, was eine bessere Informationsverarbeitung zur Folge hat. Es wirkt bei vielen Menschen entspannend und klärend, konzentrationsfördernd und gedächtnisstärkend.

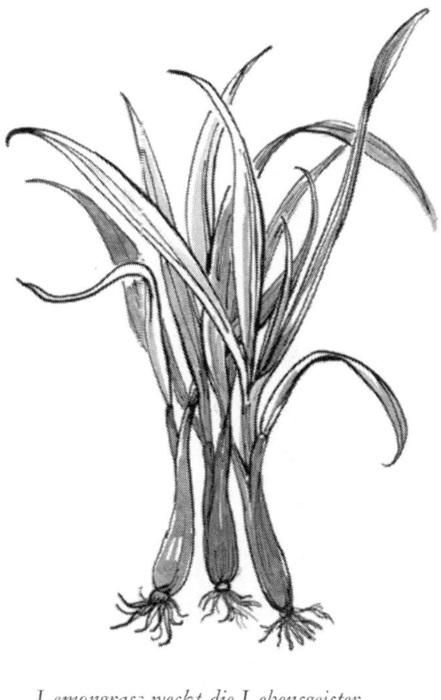

Lemongrass weckt die Lebensgeister.

Schlaf & Denkpausen

Durchschnittlich sieben bis acht Stunden verbringt der Mensch in einem Zustand eingeschränkter Wahrnehmung und absoluter Wehrlosigkeit – dem Schlaf. Warum begibt man sich freiwillig in so eine Situation?

Auch wenn die dahintersteckenden Mechanismen noch unklar sind, so ist der Wert des Schlafes für Körper und Geist unumstritten. Unzureichende Erholung, einhergehend mit Müdigkeit, Antriebslosigkeit und Konzentrationsschwäche, ist das direkte Zeichen von mangelndem Schlaf. Auf der muskulären Ebene ist es leicht vorstellbar, was während der Schlafphasen geschieht: durch das entspannte Liegen erholen sich die Muskeln und kommen wieder zu Kräften. Bleibt zu klären, was auf geistiger Ebene stattfindet.

Der nächtliche Schlaf hat verschiedene Phasen, die sich oft wiederholen. Grob werden diese in REM (rapid eye movement) und non-REM-Phasen eingeteilt. Rapid eye movement bedeutet zu Deutsch „schnelle Augenbewegung“, was charakteristisch ist für den REM-Schlaf, während der Mensch träumt. Die non-REM-Phasen werden in vier Stadien eingeteilt, wobei Stadium III und IV die Tiefschlafphasen bezeichnen.

Im Schlaf wird das Gedächtnis gebildet. Dies bezieht sich sowohl auf das Faktengedächtnis, als auch auf die gespeicherten Fertigkeiten und Emotionen. Eine der zentralen Hypothesen der Neuropsychologie geht davon aus, dass die gesammelten Tagesinformationen nachts erneut bearbeitet und dadurch verarbeitet werden. Die zeitliche Trennung scheint Sinn zu machen: im Wachzustand werden Außenreize aufgenommen und verschlüsselt, im Schlaf findet dann der eigentliche Vertiefungsvorgang statt. Während der abwechselnden Schlafphasen werden die verschlüsselten Informationen nochmals „erlebt“, die neu entstanden Gedankengänge stabilisiert und im Langzeitgedächtnis gespeichert. Schlaf ist demnach essentiell um neue Spuren im Gehirn mit alten abzugleichen, Gleiches zu Gleichem zu gesellen, alte Wege weiter zu vertiefen sowie frische Spuren zu festigen.

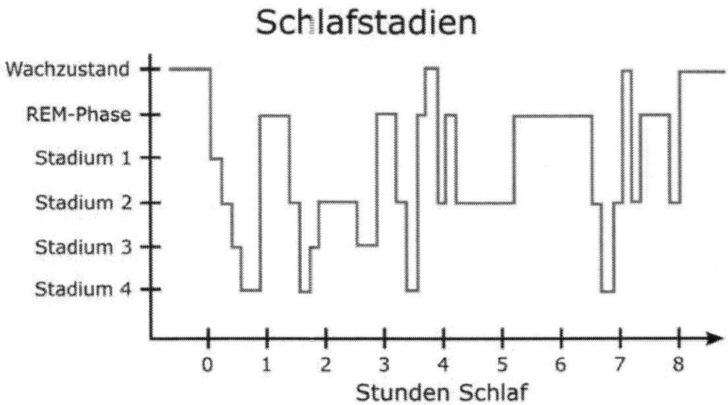

Wie lange ein Mensch am besten schläft hängt einerseits von seinen persönlichen Bedürfnissen ab und andererseits von seiner momentanen Situation. In sehr anstrengenden Lebensphasen kann der Körper mehr Schlaf benötigen als üblich. Meist ist das Schlafbedürfnis auch von den Jahreszeiten abhängig.

Die Vorstellung, dass der Mensch im Schlaf nichts macht außer dazuliegen und sich zu erholen, ist überholt. Nachweislich finden sowohl im REM-Schlaf als auch in den Tiefschlafphasen intensive Gehirnprozesse statt.

Der Mensch braucht gerade in geistig anstrengenden Phasen viel Schlaf, um die entstandenen Gedächtnisspuren einzusortieren und dauerhaft zu speichern. Die Neuordnung der Gedächtnisinhalte ermöglicht es dem Gehirn am folgenden Tag ausgeruht und vor allem erneut aufnahmefähig zu sein. Gönnen Sie Ihrem Gehirn den Schlaf, den es braucht!

Zeit für Pausen

Pause! Endlich ist es wieder so weit: private E-Mails checken, die Wettervorhersage lesen, nebenbei schnell das mitgebrachte Käsebrot essen, damit Zeit bleibt, den Gutschein für die Feier am Abend fertig zu machen. Mal ehrlich, fühlen Sie sich bei dieser Vorstellung erholt? Oder erinnert Sie das an Ihre eigenen Pausen?

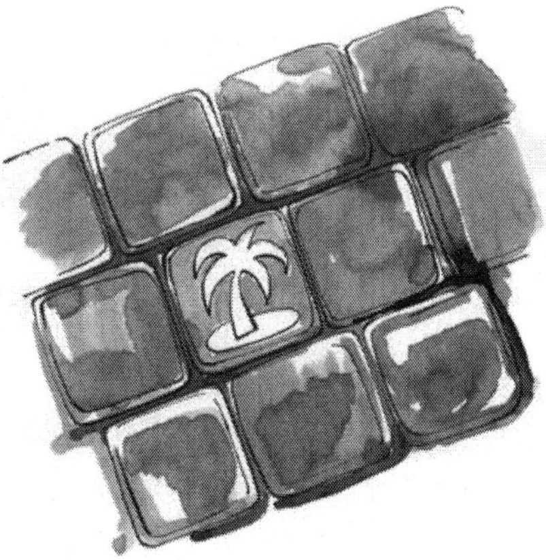

Der als optimal angesehene Arbeitsrhythmus bei fordernden Denkprozessen ist 50 Minuten intensives Arbeiten im Wechsel mit fünf bis zehn Minuten Pause.

Das Gehirn braucht bei herausfordernden Tätigkeiten regelmäßige Pausen. Optimal ist ein Rhythmus von 50 Minuten intensiven Arbeitens, gefolgt von fünf bis zehn Minuten Pause. Natürlich sollten die Pausen auch in den Arbeitsfluss passen. Auf alle Fälle gehören sie in den Arbeitsablauf eingeplant, um vorzeitiger Ermüdung und damit einem Leistungsrückgang vorzubeugen.

Immer noch gibt es Vorgesetzte, die der Meinung sind, Pausen seien Zeitverschwendung. Derweil müsste es gerade ihnen ein Anliegen sein, dass die Mitarbeiter früh genug und oft genug pausieren. Die „verschwendete" Zeit wird wieder eingeholt, indem Mitarbeiter fitter und konzentrierter durch den Tag gehen. Im Übrigen hat sich herausgestellt, dass sich durch gut geplante Pausen die Fehlerquote verringern lässt.

In der Kürze liegt die Würze! Das gilt speziell für Kurzpausen, denn der Erholungswert steigt während einer Rast nicht gleichmäßig an. Im Gegenteil: in den ersten Minuten setzt die Erholung sehr schnell ein und steigert sich dann nur noch wenig. Das erklärt, warum Pausen von fünf bis zehn Minuten so effektiv sind. Oberstes Gebot: weg vom Bildschirm! Am besten ist es, sich zu dehnen oder Gymnastikübungen zu machen.

Noch einmal zurück zur anfänglich geschilderten Situation: Vermeiden Sie neben der Arbeit zu essen beziehungsweise sich neben dem Essen anderweitig zu beschäftigen. Der Genuss geht verloren, das Sättigungsgefühl kommt erst verspätet und die Entspannung ist nur halb so groß.

Essen im Tagesverlauf

Um die grauen Zellen den ganzen Tag über leistungsfähig zu halten, ist es unerlässlich sie „regel – mäßig“ mit allem zu versorgen, was sie brauchen – also zeitlich geregelt und mäßig in den Mengen. Wird erst bei völliger Unterzuckerung des Körpers gegessen, ist die Leistungskurve schon sehr weit abgefallen. Dann heißt es schnell und viel essen, weil der Hunger so groß ist. Geschwind ist die Grenze der Sättigung überschritten. Die Folge davon ist, dass sich der Körper nur noch um die Nahrungsverwertung kümmern kann, für Denkaufgaben bleibt da erst einmal keine Energie übrig. Denn: „ein voller Bauch studiert nicht gerne“.

Frühstück

Morgens gilt es, die Energiereserven des Gehirns wieder aufzufüllen. Hier sind die langsam verdaulichen Kohlenhydrate aus Vollkornprodukten gefragt, optimalerweise kommt noch etwas Obst oder Vitamin-C-reiches Gemüse (zum Beispiel Paprika) dazu. Das hat gleich mehrere Vorteile: es liefert Vitamine und Mineralstoffe und hilft dem Körper das Eisen aus dem Getreide zu verwerten.

Wenn noch Proteine aus Milchprodukten dazukommen, steht einem guten Start in den Tag nichts im Weg.

Bei Ihnen geht das Frühstück partout nicht hinunter? Dann starten Sie den Tag mit einer Banane oder einer Frucht, auf die Sie morgens Lust haben. Das Müsli, den Hüttenkäse mit Paprika oder die Schinkenvollkornsemmel nehmen Sie für den Vormittag mit ins Büro, damit Sie gewappnet sind, wenn der Appetit kommt.

Pausensnack

Für den Fall, dass das Frühstück nicht ausreicht, um die Zeit bis zum Mittagessen zu überbrücken, hilft ein kleiner Snack, um die Leistungskurve aufrecht zu erhalten. Idealerweise kommt nicht die Schokolade zum Zug, sondern beispielsweise ein Glas Tomatensaft, eine Banane oder ein Apfel. Sie können auch mal ein paar Nüsse essen oder Kefir mit Fruchtsaft gemischt trinken. Dasselbe gilt auch für nachmittags.

Mittagessen

Die bereits verbrauchte Energie will wieder aufgefüllt werden. Dabei sind gerade mittags leicht verdauliche Gerichte gefragt, damit nachmittags außer Verdauungsarbeit auch noch Kopfarbeit geleistet werden kann. Am besten wird nicht zu fett gegessen. Nudeln mit Käsesahnesoße oder Kalbsrahmbraten mit Spätzle sind nur etwas für Tage, an denen anschließend keine Termine anstehen. Die Verdauung von Fett kann bis zu acht Stunden dauern – da fehlt zumindest in den ersten Stunden die Energie zum Denken. Für denkaktive Nachmittagsstunden ist Gemüse oder Salat als Basis eine gute Auswahl. Dazu passen alle Arten von Getreidebeilagen wie Reis, Couscous, Polenta und Vollkornnudeln. Auch gedünsteter Fisch oder ein mageres, gegrilltes Fleisch liefert Energie, ohne den Körper außer Gefecht zu setzen.

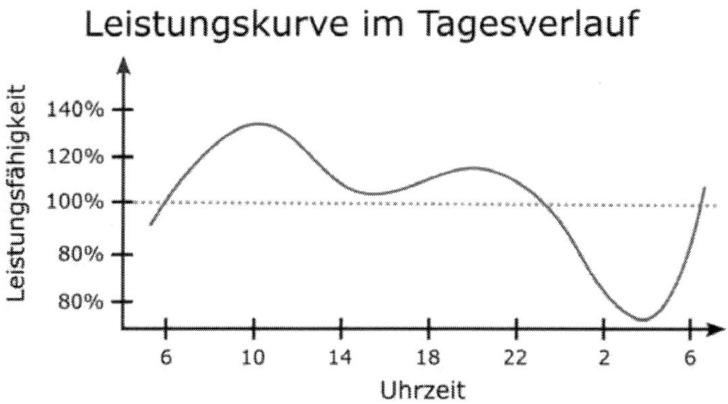

Um 10 Uhr vormittags ist die Leistungsfähigkeit am Höchsten – das kann durch einen kleinen Imbiss gut unterstützt werden. Genauso sollte vorbeugend mit dem Nachmittagstief, das etwa um 14 Uhr beginnt, umgegangen werden. Bestimmt mittags leichte Kost den Speiseplan, die in nicht zu üppigen Mengen genossen wird, kann das nachmittägliche Verdauungskoma verhindert oder zumindest abgeschwächt werden.

Abendessen

Der Tag ist gelaufen? Endlich die Füße hochlegen? Auch abends sollten keine großen oder sehr energiereichen Speisen verzehrt werden, damit der Schlaf nicht durch Verdauungsarbeit belastet wird. Essen Sie abends kohlenhydratreich! Das regt die Produktion von Serotonin an, dem „Glücksbotenstoff", der uns in den Schlaf begleitet. Allerdings haben Kohlenhydrate den Nachteil, dass sie, wenn sie nicht zeitnah verbraucht werden, in Fett umgewandelt werden. Dementsprechend sind sie abends ungeeignet für Menschen, die mit Übergewicht kämpfen. Außer das Abendessen ist so geplant, dass noch ein Spaziergang folgt oder mindestens drei bis vier Stunden vergehen, bevor die Nachtruhe beginnt.

Das Wichtigste in Kürze

Komplexe Kohlenhydrate - langanhaltende Energieversorgung

Kohlenhydrate, die langsam abgebaut werden, helfen den Gehirnzellen langanhaltend Energie zur Verfügung zu haben. Empfehlenswert sind Vollkornprodukte, Hülsenfrüchte, Obst und Gemüse. Schnell verdauliche Kohlenhydrate – beispielsweise Haushaltszucker, Süßigkeiten, Kuchen, Weißmehlprodukte – bringen sofort Energie. Allerdings werden sie ebenso schnell wie sie aufgenommen werden auch wieder verbraucht. Für dauerhafte Leistung sind schnell verdauliche Kohlenhydrate nicht unbedingt empfehlenswert.

Ungesättigte Fettsäuren - Flexibles Denken

In den Nervenzellen befinden sich vermehrt Omega-3-Fettsäuren, welche die Zellwände biegsam halten und durchlässig für Nährstoffe. Infolgedessen ist eine gute Versorgung der Zelle abhängig von einer ausreichenden Fettzufuhr. Nicht Fett zu sparen sollte das Prinzip sein, sondern auf die Fettqualität achten! Omega-3-Fettsäuren finden sich in fettem Kaltwasserfisch, in Algen und Wildkräutern sowie in einigen Ölen und den dazugehörigen Pflanzen (wie Leinsamen, Raps, Walnüsse).

Eiweiß – Baustein der Botenstoffe

Eiweiß ist im Gehirn zuständig für den Aufbau der Neurotransmitter. Diese ermöglichen die Kommunikation der Zellen untereinander und die Informationsweiterleitung. Eine hochwertige Versorgung mit Proteinen erreicht man durch eine Mischung von pflanzlichen und tierischen Lebensmitteln: beispielsweise haben Pellkartoffeln mit Kräuterquark eine sehr gute Eiweißqualität.

5-a-day – so bunt wie das Leben

Gemüse und Obst enthält zahlreiche Vitamine, Mineralstoffe und sekundäre Pflanzenstoffe, die für den Organismus lebensnotwendig sind. Zusätzlich sind sie reich an Ballaststoffen, die die Verdauung anregen, ohne selbst verdaut zu werden. Ballaststoffe sättigen ohne Energie zu liefern. Um alle Nährstoffe aus Obst- und Gemüsesorten zu erhalten, gilt die Faustregel, dass in der Ernährung alle Pflanzenfarben vorkommen sollten: weiß, gelb, grün, rot und violett – eben bunt gemischt.

Flüssigkeit unterstützt den Gedankenfluss

Wasser ist die Grundlage allen Lebens. Bis zur kleinsten Einheit – der Zelle – ist der Organismus auf Flüssigkeit angewiesen. Innerhalb von drei Tagen stirbt der Mensch, wenn er kein Wasser bekommt – ohne Essen hält er es weit länger aus. Flüssigkeit wird unter anderem für den Gedankenfluss benötigt: fehlt sie, dann verdickt sich als erstes das Blut, wodurch sich die Nährstoffversorgung verlangsamt und dadurch auch das Denken.

Kräuter und Gewürze – gelegentliche Helfer

Ob anregende oder beruhigende Kräuter und Gewürze, beide können hilfreich sein für das Gehirn. In herausfordernden Denkphasen brauchen die grauen Zellen die volle Konzentration und hohe Leistungsfähigkeit. Ginkgo, Ginseng oder Rosenwurz könnten hierbei unterstützend wirken. Um anschließend zur Ruhe zu finden, ist gegebenenfalls Baldrian das Mittel der Wahl.

Um kurzfristig einen Energieschub herbeizuführen, kann auch der kleine Schwarze nützlich sein: Nach dem Essen hilft oftmals ein Espresso, müde Gedanken wieder auf Trab zu bringen.

Regelmäßig maßvoll

Regelmäßige Essenspausen sind im Tagesverlauf mindestens so wichtig wie die Frage, was gegessen werden sollte. Drei bis fünf Mahlzeiten am Tag gelten als ideal, um den ganzen Tag gut gestärkt und konzentriert seiner Arbeit nachgehen zu können. Zu beachten ist auch die Menge: nicht zu viel und nicht zu wenig. Zu viel würde bedeuten, dass der Organismus über die Maßen mit Verdauung beschäftigt ist. Dagegen liefert zu wenig Essen nicht genügend Energie, um bis zur nächsten Mahlzeit leistungsfähig zu bleiben.

Bewegung für mehr graue Zellen

Auch wenn Bewegung nicht jedermanns Sache ist: Sport baut nicht nur Stress ab sondern auch Gehirnzellen auf. Außerdem verbessert es die Durchblutung und den Sauerstofftransport – alles Voraussetzungen für konzentriertes Arbeiten. Wer keine Lust auf das abendliche Trainingsprogramm hat, kann zumindest in den Alltag so viel Bewegung wie möglich einbauen. Möglichkeiten gibt es einige: zum Beispiel Treppen steigen statt Aufzug fahren, zur U-Bahn laufen anstelle den Bus zu benutzen, das Auto in der Garage stehen lassen und öfter mit dem Fahrrad fahren.

Pausen – sinnvoll planen und durchführen

50 Minuten Denkarbeit gefolgt von fünf bis zehn Minuten Pause: das ist der ideale Rhythmus, um den ganzen Tag über konzentriert und leistungsfähig seiner Arbeit nachgehen zu können. Am besten werden die Pausen für Streck- und Dehnübungen genutzt: sie bringen Entspannung und kurbeln den Kreislauf wieder an.

Schlaf fördert das Denken

Schlafen ist zum körperlichen und geistigen Erholen da. Für das Gehirn heißt das, dass es die Tageseindrücke sortiert. Ausreichend Schlaf heißt für die grauen Zellen, Ordnung auf der Festplatte herzustellen – Grundvoraussetzung, um am nächsten Tag wieder voll aufnahmefähig zu sein für die kommende Informationsflut.

Rezepte

„Rezepte gibt es doch wie Sand am Meer!“ waren meine ersten Gedanken zu diesem Kapitel. Trotzdem ist es sinnvoll, Rezepte in das Buch aufzunehmen. Gedacht ist dieser Teil als Anregung und Ermunterung, einmal von den eigenen Klassikern wegzukommen und etwas anderes auszuprobieren.

Um den Wert für die Denkleistung eines jeden Rezeptes beurteilen zu können, sind die Nährwerte, die einen positiven Einfluss auf das Gehirn haben und in einem hohen Anteil vorhanden sind, angegeben:

*** bedeutet, dass in einer Portion des berechneten Gerichtes mindestens 40% des Tagesbedarfs an dem genannten Nährstoff enthalten ist.*

** bedeutet, dass immerhin noch 30% des täglichen Bedarfs durch eine Portion gedeckt werden können.*

Die Berechnungen beziehen sich auf die Referenzwerte der Deutschen Gesellschaft für Ernährung. Sie sind für einen Mann zwischen dem 25. und 51. Lebensjahr durchgeführt worden, der sich nicht allzu viel bewegt. Je nach eigener Lebenssituation kann der Bedarf nach oben oder unten abweichen.

Die Rezepte sind – bis auf den Ziegenkäse-Maroni-Aufstrich, den Orientalischen Humus und die Fischquiche – für zwei Personen berechnet. Sie sind schnell und leicht zuzubereiten und – mit Ausnahme der warmen Gerichte – gut an den Arbeitsplatz mitzunehmen.

Viel Spaß beim Ausprobieren und guten Appetit!

Im Rezeptteil verwendete Abkürzungen:

- *Bd. = Bund*
- *cm = Zentimeter*
- *EL = Esslöffel*
- *g = Gramm*
- *L = Liter*
- *ml = Milliliter*
- *Pr. = Prise*
- *TL = Teelöffel*

Getreidepower mit Beeren

** Eisen, Mangan, Vitamin B_6, Vitamin C
* Vitamin B_1 und Ballaststoffe

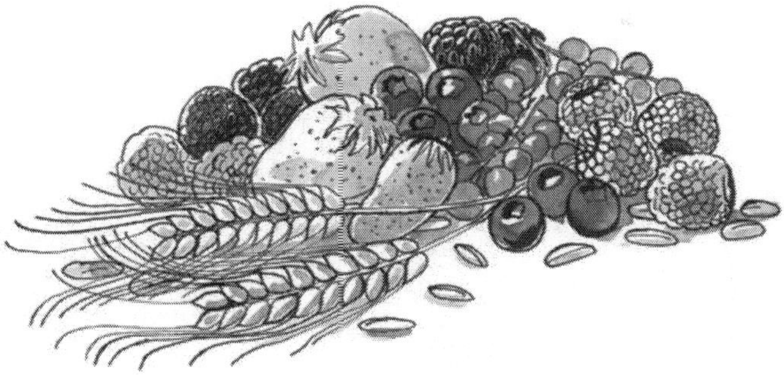

Beeren liefern einen hohen Anteil an Vitamin C, Mangan und sekundären Pflanzenstoffen.

Zutaten für 2 Personen

- 80 g geschrotetes Getreide (zum Beispiel Hafer, Einkorn)
- 200 ml Kaltes Wasser
- 90 g Quark
- 2 TL Honig
- 4 EL Leinöl

- 2 TL Gewürzmischung (zum Beispiel Galgant und Rosenwurz)
- 400 g Gemischte Beeren (Himbeeren, Heidelbeeren, rote Johannisbeeren, Erdbeeren)

Zubereitung

Geschrotetes Getreide mit dem kalten Wasser anrühren. Unter Rühren aufkochen lassen. Quark, Honig, Leinöl und Gewürze untermischen. Dann die gemischten Beeren dazugeben und vorsichtig unterheben.

Alternativen

Ein Teelöffel gehackter Minze gibt eine erfrischende Note. Die Beeren können je nach Saison durch andere Früchte ausgetauscht werden. Sie können den Brei auch für ein bis zwei Tage vorkochen, im Kühlschrank aufbewahren und morgens die Früchte unterheben.

Galgant (Alpinia officinarum Hance)

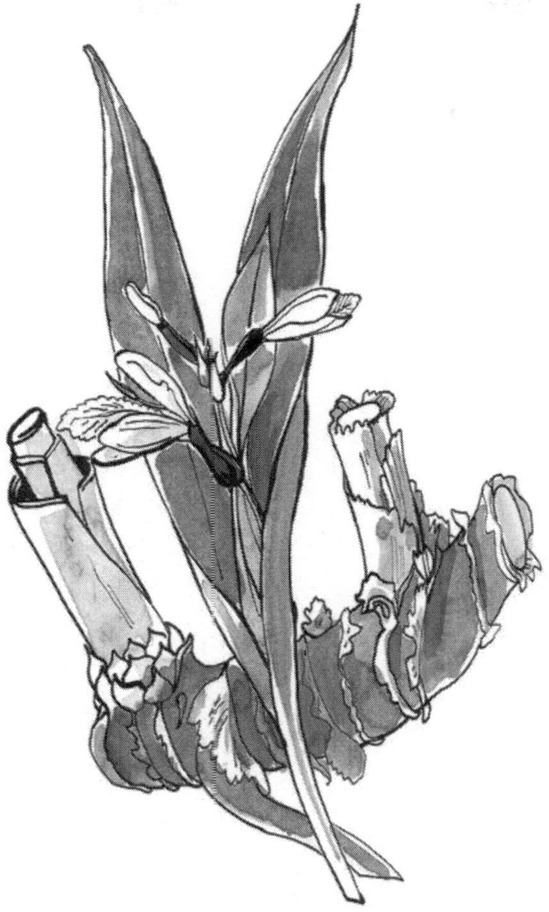

Der echte Galgant – auch als Galgantwurzel bekannt – wirkt unter anderem antioxidativ. Er schützt dadurch die Nervenzellen vor Radikalangriffen.

Hüttenkäse mit Paprika

** Niacin, Vitamin B_6, Vitamin B_{12}, Vitamin C
Zusätzlich: fast 25% des Tagesbedarfs an Folsäure und Vitamin E

Zutaten für 2 Personen

- 400 g Hüttenkäse
- 200 g rote und gelbe Paprika (je 1 kleine Paprika oder jeweils die Hälfte)
- 2 TL Kürbiskernöl
- 2 TL Gehackter Schnittlauch
- Salz, Pfeffer

Zubereitung

Paprika halbieren, entkernen, waschen und in kleine Würfel schneiden. Den Hüttenkäse mit Salz und Pfeffer abschmecken. Die Paprikawürfel und die Hälfte des gehackten Schnittlauchs unterheben. In Schälchen anrichten, mit Kürbiskernöl beträufeln und den restlichen Schnittlauch als Garnitur verwenden.

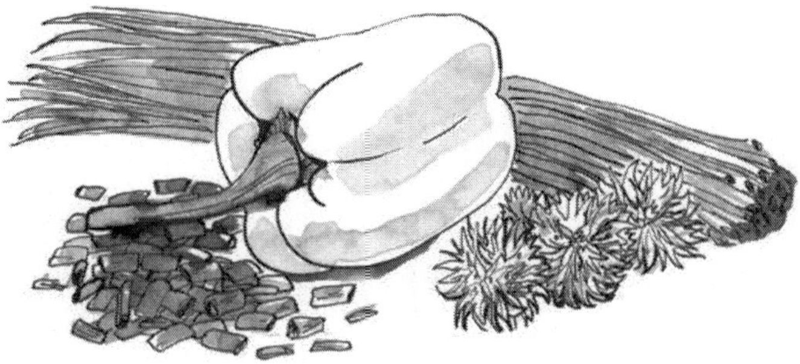

Rote und gelbe Paprika sind sehr Vitamin-C-haltig und reich an antioxidativ wirkenden, sekundären Pflanzenstoffen.

Rot-grünes Omelette

** Vitamin B_1, Vitamin B_2, Niacin, Vitamin B_{12},
* Eisen, Kalzium, Vitamin B_5, Vitamin B_6, Folsäure

Zutaten für 2 Personen

- 300 g Zucchini (entspricht 2 kleinen)
- 200 g Cocktailtomaten
- 2 EL Vollmilch
- 40 g geriebenen Bergkäse
- 2 EL Olivenöl
- 4 Eier
- Salz, Pfeffer

Zubereitung

Zucchini waschen, die Enden abschneiden und den Rest in Würfel schneiden. Ein Esslöffel Olivenöl mit einem Esslöffel Wasser in einer Pfanne erhitzen und die Zucchiniwürfel kurz andünsten. Mit Salz und Pfeffer würzen. Die Cocktailtomaten waschen und halbieren.

Eier und Milch schaumig schlagen, den geriebenen Bergkäse unterrühren. Das restliche Öl zu den gedünsteten Zucchini in die Pfanne geben, die Cocktailtomaten zugeben und alles erhitzen. Den Eierschaum über das Gemüse geben und bei mittlerer Hitze anbraten. Wenn das Omelette gestockt ist und eine goldbraune Farbe an der Unterseite hat, wenden. Am leichtesten wird das mit Hilfe eines Tellers gemacht: Omelett aus der Pfanne auf den Teller gleiten lassen und anschließend zurück in die Pfanne stürzen. Weiter braten lassen, bis auch die zweite Seite goldbraun ist.

Alternativen

Wer es morgens herzhafter möchte, – und keine Rücksicht auf Kollegen und Kunden nehmen muss – kann das Omelette mit Zwiebeln und Knoblauch würzen.

Pause für die grauen Zellen

Als Zwischenmahlzeiten eignen sich nicht nur Äpfel, Bananen oder Süßigkeiten, sondern zum Beispiel auch:

1 Glas Tomatensaft (200 ml)

** Carotinoide
* Vitamin C
Zusätzlich: Eisen und Vitamin E, aber deutlich unter 30% des Tagesbedarfs

Mango-Vanille-Kefir

* Vitamin B_2, Vitamin B_6, Vitamin B_{12}, Vitamin C
* Kalzium

Zutaten für 2 Personen

- 1 Mango (mittelgroß)
- 1 Banane
- 1/2 L – Kefir
- 1 Pr. – Vanillepulver

Zubereitung

Alle Zutaten in einen Rührbecher geben und mit dem Standmixer fein zerkleinern.

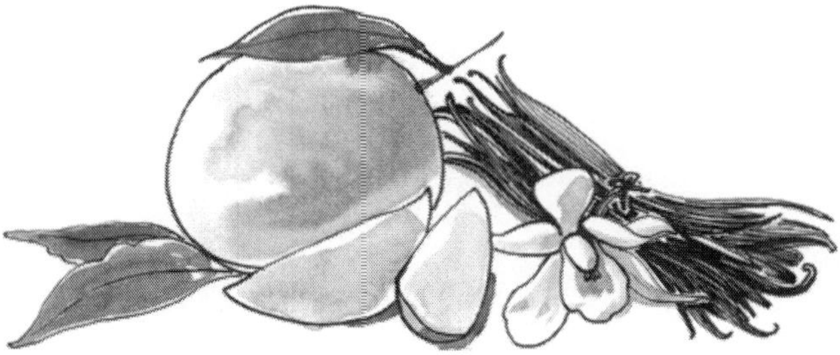

Mangos sind reich an β-Karotin, der Vorstufe von Vitamin A. Sie ist in tropischen Ländern eine der wichtigsten Vitamin-A-Quellen.

Joghurt mit Honig und Nüssen

** Vitamin B_1, Niacin
* Vitamin B_2, Vitamin B_5, Vitamin B_6, Vitamin E
Zusätzlich: fast 25% des Tagesbedarfs an Folsäure

Zutaten

- 50 g Nüsse (etwa eine Hand voll)
- 150 g Joghurt
- (1 TL Honig)

Zubereitung

Alle Zutaten miteinander vermischen.

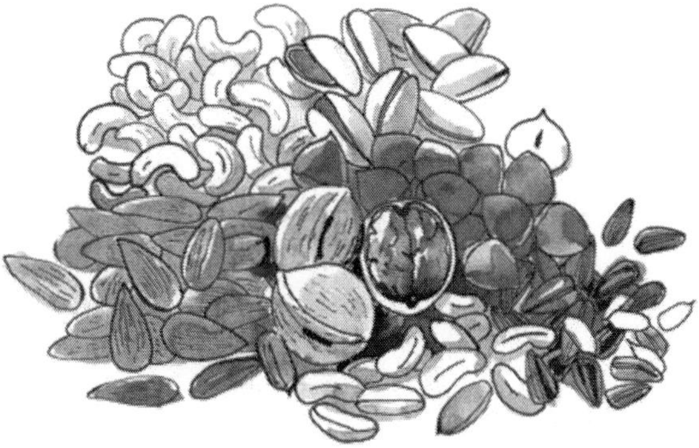

Nüsse sind reich an B-Vitaminen.

Ziegenkäse-Maroni-Aufstrich

** Vitamin B_2
* Vitamin B_6, Vitamin B_{12}, Mangan, Ballaststoffe
Zusätzlich: 25% des Tagesbedarfs an Niacin und Eisen

Zutaten für 3 Personen

- 150 g Ziegenfrischkäse
- 100 g Frischkäse (Kuhmilch)
- 200 g vorgekochte Maronen
- 1 EL Olivenöl
- 2 EL Walnussöl
- 1 EL weißer Balsamicoessig
- 2 TL geschnittener Schnittlauch
- Salz, Pfeffer

Zubereitung

Maronen in kleine Würfel schneiden und in einer Pfanne mit dem Olivenöl anbraten. Die beiden Frischkäse mit dem Walnussöl und Balsamicoessig anrühren. Maronen und Schnittlauch dazugeben und nach Bedarf mit Salz und Pfeffer abschmecken.

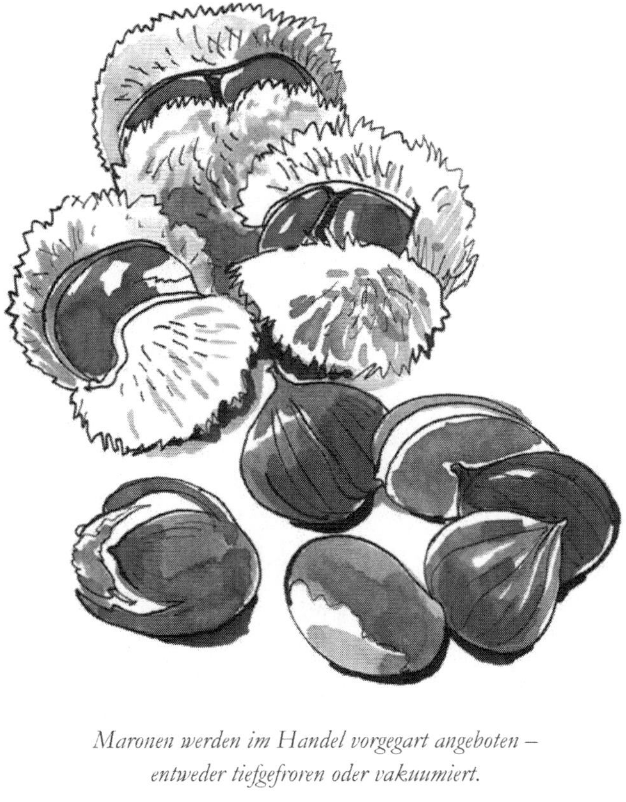

Maronen werden im Handel vorgegart angeboten – entweder tiefgefroren oder vakuumiert.

Mexikanische Guacamole

** Mangan, Vitamin B_6
* Ballaststoffe
Zusätzlich: etwa 25% des Tagesbedarfs an Eisen, Magnesium, Niacin, Zink, Vitamin B_1

Zutaten für 2 Portionen

- 1 reife Avocado
- 1 kleine Zwiebel
- 1/2 Chilischote
- 1 kleine Tomate
- 1/2 Limette (Saft)
- 1 Pr. Salz
- 1 TL frisches Koriandergrün

Zubereitung

Die Avocado schälen, halbieren, den Kern entfernen und mit einer Gabel in einer Schüssel zerdrücken. Den Limettensaft sofort unterrühren, um ein braun werden der Avocado zu verhindern.

Die Tomaten waschen, die Zwiebel schälen. Beide Zutaten sehr fein würfeln. Die Chilischote sehr fein hacken. Das Koriandergrün waschen und fein hacken. Alle Zutaten miteinander vermischen, mit Salz abschmecken.

Zur Guacamole passen traditionell Tortillas oder Tacos. Als Mittagessen eignet sie sich aber eher als Brotaufstrich (idealerweise Vollkornbrot bzw. -semmel) oder Dip für Rohkost.

Orientalischer Humus

** Eisen, Mangan
* Ballaststoffe, Magnesium, Vitamin E
Zusätzlich: mehr als 25% des Tagesbedarfs an Zink

Zutaten für 4 Portionen

- 400 g Kichererbsen aus der Dose
- 3 EL Sesampaste
- 1 Bd. Koriandergrün
- 2 Knoblauchzehen
- 2 EL Olivenöl
- 3 EL Zitronensaft
- 1 TL Paprikapulver
- 1/2 TL gemahlener Kreuzkümmel
- Salz

Zubereitung

Kichererbsen in ein Sieb geben, abwaschen und abtropfen lassen. Alle Zutaten in einen Rührbecher geben und mixen. Eventuell noch etwas Wasser zugeben, so dass eine cremige Paste entsteht.

Die Kichererbsen können selber gekocht werden: dazu werden 150 g getrocknete Kichererbsen über Nacht eingeweicht. Am nächsten Tag weichkochen. Das dauert eine Stunde, im Schnellkochtopf nur wenige Minuten.

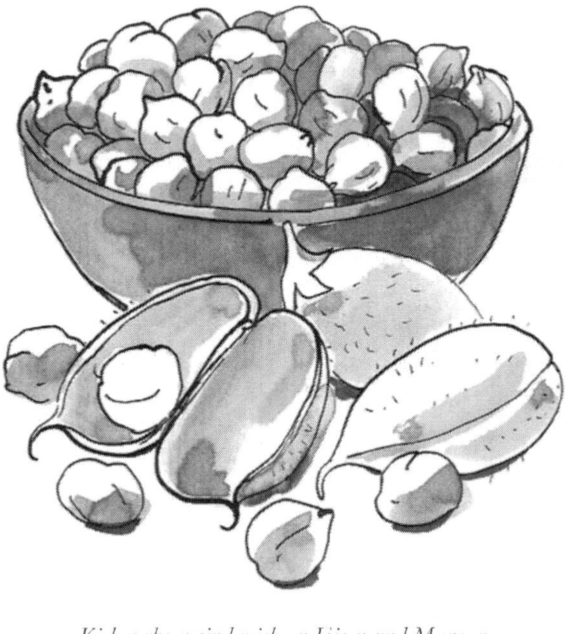

Kichererbsen sind reich an Eisen und Mangan.

Karotten-Apfel-Salat

** Carotinoide
* Vitamin E
Zusätzlich: fast 25% des Tagesbedarfs an Vitamin B_6 und hoher Anteil an Omega-3-Fettsäuren

Zutaten für 2 Personen

- 3 mittelgroße Karotten
- 1 großer Apfel
- 2 TL gehackte Petersilie
- 2 EL Apfelessig
- 2 EL Rapsöl
- 20 g gemischte Saaten (zum Beispiel Kürbiskerne, Sonnenblumenkerne, Sesam, Leinsamen)
- Salz, Pfeffer

Zubereitung

Die Karotten waschen, schälen und mit der Gemüsereibe raspeln. Den Apfel waschen, das Kernhaus entfernen und ebenfalls reiben. Sofort den Apfelessig über den geriebenen Apfel geben, damit dieser nicht braun wird.

Mit Salz und Pfeffer abschmecken. Petersilie, gemischte Saaten und Rapsöl dazugeben. Alles gut vermischen und auf Tellern anrichten.

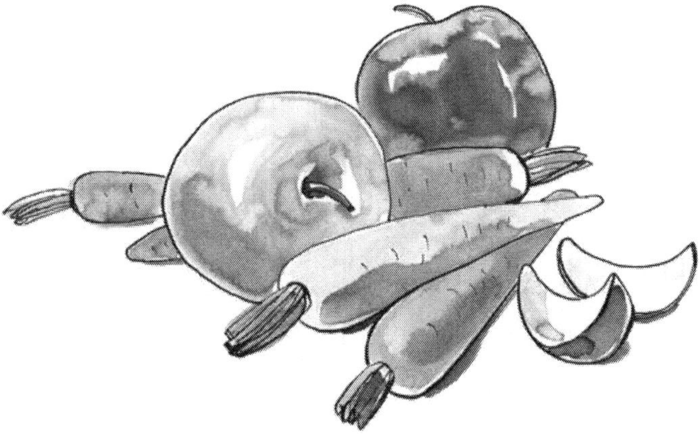

Um die kompletten Carotinoide aus den Zellen verwertbar zu machen, muss die Zellstruktur durch reiben oder kochen zerstört werden.

Orangen-Fenchel-Salat

** Vitamin B_2 und B_6, Vitamin C, Mangan, Ballaststoffe
* Vitamin B_1, Niacin, Folsäure, Carotinoide, Magnesium
Zusätzlich: fast 25% des Tagesbedarfs an Eisen

Zutaten für 2 Personen

- 2 kleine Fenchelknollen
- 2 Orangen
- 1 mittelgroße rote Paprika

Salatdressing

- 200 g Joghurt
- 2 TL gehackten Dill
- 1 ausgepresste Zitrone (Saft)
- Salz, Pfeffer

Zutaten verrühren, mit Salz und Pfeffer abschmecken.

Zubereitung

Die Fenchelknollen waschen und klein schneiden. Mit einem scharfen Messer die Haut der Orangen abschälen und die Orangenfilets herauslösen. Die Paprika waschen, entkernen und in feine Streifen schneiden. Das Gemüse und die Orangenspalten in eine Schüssel geben und mit dem Salatdressing anmachen.

Den Salat und mit Vollkornsemmeln servieren.

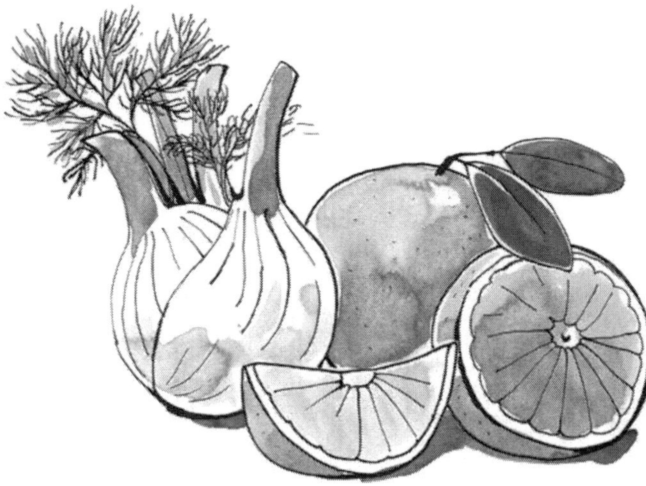

Wer den Geschmack von Fenchel mag, sollte ihn auch mal roh verkosten.

Couscous-Pilz-Salat

** Vitamin B_2, Niacin, Vitamin B_5
* Eisen, Mangan, Vitamin B_1
Zusätzlich: fast 25% des Tagesbedarfs an Ballaststoffen

Zutaten für 2 Personen

- 100 ml Gemüsebrühe
- 150 g Couscous
- 200 g Egerlinge
- 1 kleine rote Zwiebel
- 1 EL Olivenöl

Salatdressing

- 200 g Joghurt
- 2 EL Balsamicoessig
- 2 TL gehackte Petersilie
- Salz, Pfeffer

Die Zutaten verrühren und mit Salz und Pfeffer abschmecken.

Zubereitung

Die Gemüsebrühe aufkochen, den Couscous einrühren, von der Kochstelle nehmen und ausquellen lassen.

Egerlinge trocken abreiben und in Scheiben schneiden. Die Zwiebel schälen und würfeln. Öl in der Pfanne erhitzen, Zwiebeln und Pilze bei mittlerer Hitze ein paar Minuten anbraten, bis die Pilze gebräunt und die Zwiebeln glasig sind. Mit Salz und Pfeffer abschmecken.

Das Gemüse unter den vorbereiteten Couscous heben, mit dem Salatdressing anmachen.

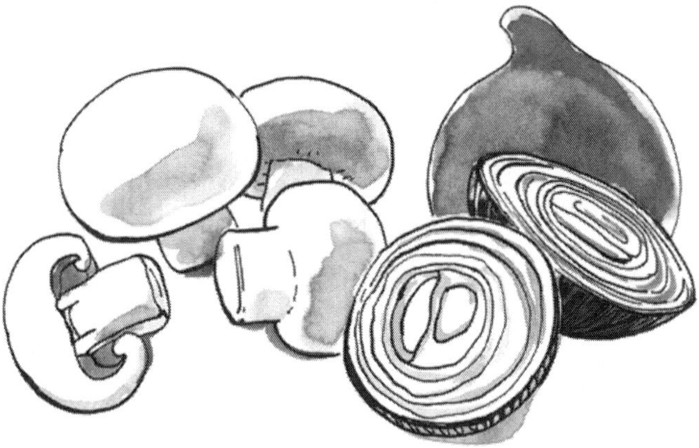

Pilze enthalten Vitamin D, was sonst fast nur in tierischen Produkten vorkommt oder in der Haut durch UV-Strahlen gebildet wird.

Avocado-Grapefruit-Salat

** Vitamin B_6, Vitamin C, Vitamin E, Ballaststoffe
* Vitamin B_1, Vitamin B_2
Zusätzlich: etwa 25% des Tagesbedarfs an Folsäure, Eisen, Magnesium

Zutaten für 2 Personen

- 2 reife Avocados
- 2 reife Grapefruits
- 15 Cocktailtomaten
- 2 EL frische Kressesprossen
- 1 EL Leinöl
- 1 EL Olivenöl
- 2 – 3 EL Balsamicoessig
- Salz, Pfeffer

Zubereitung

Die Avocados schälen, halbieren, den Kern entfernen, in mundgerechte Stücke schneiden. Die Tomaten waschen und halbieren. Mit einem scharfen Messer die Haut der Grapefruits abschälen und die Grapefruitfilets herauslösen. Alles auf Teller anrichten.

Öl, Balsamicoessig, Salz und Pfeffer mischen, über den Salat geben und mit Kresse garnieren.

Alternativen

Anstatt der Cocktailtomaten kann auch Rucola verwendet werden. Außerdem können angebratene Garnelen Abwechslung in den Salat bringen.

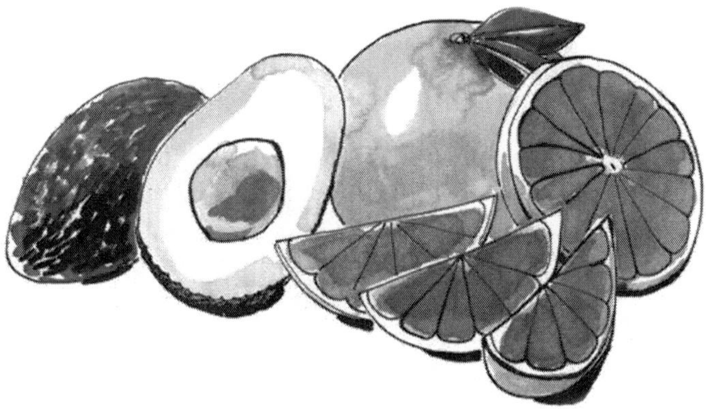

Die Bitterstoffe der Grapefruit unterstützen unsere Verdauung.

Feta-Linsensalat

** Eisen, Vitamin B_2, Vitamin B_6, Vitamin C
* Ballaststoffe, Folsäure, Vitamin B_1
Zusätzlich: über 25% des Tagesbedarfs an Magnesium, Vitamin E, Zink

Linsensalat

- 100 g schwarze Linsen
- 175 ml Wasser
- 1 EL Zitronensaft
- 1 mittelgroßer Apfel
- 1 kleine rote und gelbe Paprika
- 1 Frühlingszwiebel
- 1 EL gehackte Petersilie
- 80 g Fetakäse

Honig-Curry-Dressing

- 2 EL Apfelessig
- 1 TL Honig
- 1 TL Curry

- 2 EL Leinöl
- 1 EL Olivenöl
- Salz

Alle Zutaten vermischen und mit Salz und Pfeffer abschmecken.

Zubereitung

Linsen gut abspülen, mit dem Wasser aufkochen, in 20 Minuten bei kleiner Hitze weichkochen; abkühlen lassen. Die Linsen mit dem Zitronensaft sowie dem Honig-Curry-Dressing vermengen.

Die Paprika und den Apfel waschen, entkernen, in kleine Würfel schneiden und sofort unter die Linsen mischen. Die Frühlingszwiebel waschen, kleinschneiden und ebenfalls unterheben. Den Fetakäse zerkleinern und zusammen mit der gehackten Petersilie unter den Linsensalat mischen.

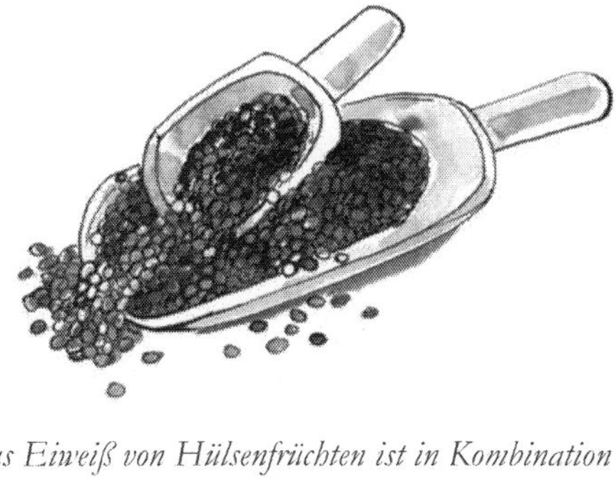

Das Eiweiß von Hülsenfrüchten ist in Kombination mit Milchprodukten besonders hochwertig.

Wirsing-Pflanzerl

** Vitamin C, Vitamin E
* Kalzium, Vitamin B_2, Vitamin B_6
Zusätzlich: über 25% des Tagesbedarfs an Niacin

Zutaten für 2 Personen

- 250 ml Gemüsebrühe
- 100 g Maisgrieß (Polenta)
- 1 TL Butter
- 1 EL Olivenöl
- 250 g Wirsingblätter
- 50 g rote Paprika
- 1 TL Sojasoße
- 20 g Vollkorn-Semmelbrösel
- 40 g geriebener Parmesan
- Salz, Pfeffer
- 50 g Saure Sahne

Zubereitung

Gemüsebrühe mit Butter aufkochen, Polenta einrühren und 5 Minuten unter Rühren weiter köcheln lassen. Danach circa 20 Minuten ausquellen lassen.

Wirsingblätter waschen und fein hacken. Paprika waschen, entkernen und würfeln. Das zerkleinerte Gemüse im Olivenöl anbraten, mit etwas Wasser und der Sojasoße ablöschen und weichdünsten. Wenn die Flüssigkeit noch nicht ganz verdampft sein sollte, weichgedünstetes Gemüse abtropfen lassen und zusammen mit den Semmelbröseln und dem Parmesan in die Polenta geben. Mit Salz und Pfeffer abschmecken.

Bratlinge formen und entweder in der Pfanne braten oder im vorgeheizten Ofen (200 °C) goldbraun backen. Mit saurer Sahne servieren.

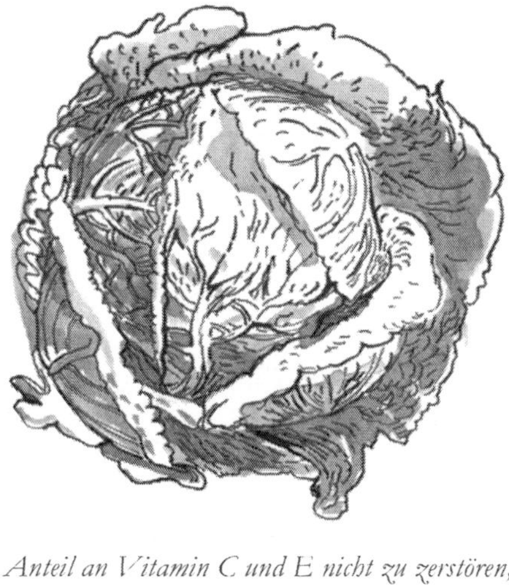

Um den hohen Anteil an Vitamin C und E nicht zu zerstören, sollte Wirsing nur kurz gedünstet werden.

Fischquiche mit Lauch

** Mangan, Vitamin B_2, Niacin, Vitamin B_5, Vitamin B_6, Vitamin B_{12}
* Eisen, Vitamin B_1
Zusätzlich: Omega-3-Fettsäuren und Jod

Zutaten für 5 Personen

- 200 g Vollkornmehl
- 100 g Butter
- 1 Ei
- Salz

Alle Zutaten zu einem Teig verkneten und kalt stellen.

- 300 g geräucherte Forelle
- 200 ml Vollmilch
- 200 g geriebener Emmentaler Käse
- 1 Stange Lauch
- 2 Eier
- Pfeffer, Dill

Zubereitung

Die geräucherte Forelle klein schneiden, den Lauch waschen und in feine Ringe schneiden. Milch und Eier verrühren und mit dem Fisch, Lauch und Emmentaler vermengen. Mit Pfeffer und Dill abschmecken.

Eine Springform mit dem Teig auslegen (circa 3 cm hoher Rand) und die Fischmasse auf den Teig geben. Etwa 40 Minuten bei 210 °C goldbraun backen

Alternativen

Anstatt der geräucherten Forelle mit Lauch können Sie anders kombinieren, wie Spinat mit Gorgonzola, gemischtes Gemüse oder Zwiebeln mit Speck.

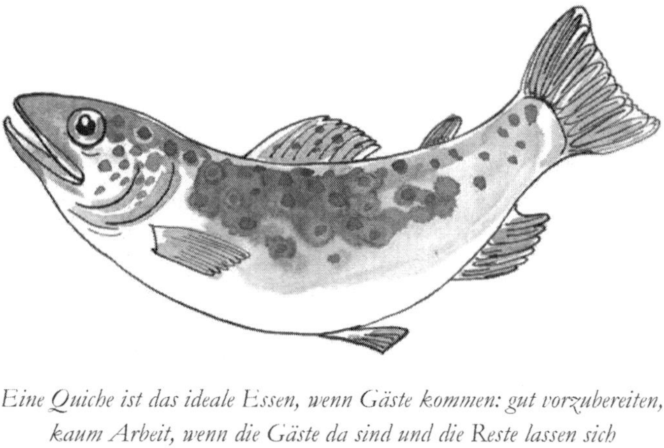

Eine Quiche ist das ideale Essen, wenn Gäste kommen: gut vorzubereiten, kaum Arbeit, wenn die Gäste da sind und die Reste lassen sich am nächsten Tag kalt essen.

Kürbiscremesuppe mit Ingwer

** Carotinoide, Mangan, Vitamin B_6
* Eisen, Vitamin B_2, Niacin
Zusätzlich: über 25% des Tagesbedarfs an Ballaststoffen

Zutaten für 2 Personen

- 1/2 L Gemüsebrühe
- 300 g Hokkaido Kürbis
- 1 Zwiebel
- 2 Knoblauchzehen
- 1 kleine rote Chilischote
- 2 cm Ingwerwurzel
- 100 g Frischkäse
- 1 TL gehackte Petersilie
- 2 EL Kürbiskernöl
- Salz, Pfeffer

Zubereitung

Die Zwiebel, den Knoblauch und die Ingwerwurzel schälen und klein hacken. Mit Olivenöl glasig anbraten, mit Gemüsebrühe aufgießen. Den Hokkaido waschen, entkernen, klein schneiden und in die kochende Brühe geben. Die Chilischote als Ganzes dazugeben – wer es schärfer liebt, kann sie auch aufschneiden. Alles kochen lassen, bis die Kürbisstücke weich sind.

Die Chilischote rausfischen und mit dem Pürierstab zerkleinern, bis eine cremige Suppe entstanden ist. Den Frischkäse unterrühren, mit Salz und Pfeffer abschmecken und in tiefen Tellern anrichten. Mit der gehackten Petersilie und je einem Esslöffel Kürbiskernöl garnieren.

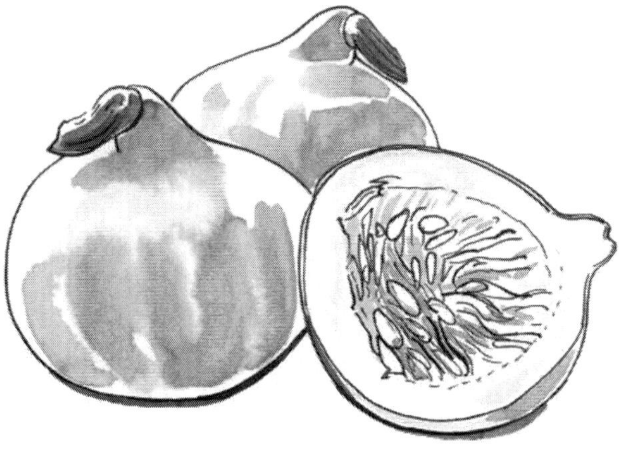

Hokkaido Kürbisse können mitsamt der Schale verarbeitet werden.

Buntes Gemüse mit Kräuterquark

** Folsäure, Vitamin B_2 und B_6, Vitamin C, Vitamin E
* Ballaststoffe, Niacin, Vitamin B_5
Zusätzlich: etwa 25% des Tagesbedarfs an Eisen und Vitamin B_1

Gemüse (für zwei Portionen)

- 800 g gemischtes Gemüse (zum Beispiel Karotten, Zwiebeln, Brokkoli, grüner/roter Paprika, Blumenkohl, Kürbis, Kartoffeln etc.)
- 2 EL Olivenöl
- 2 EL Wasser
- frischer Rosmarin (3 Stängel)
- Salz, Pfeffer

Kräuterquark

- 125 g Speisequark
- 2 EL Leinöl
- 1 EL Kürbiskernöl

- 1 EL gehackte, gemischte Kräuter (zum Beispiel Petersilie, Dill, Basilikum, Schnittlauch, Kresse)
- Salz, Pfeffer

Zubereitung

Gemüse je nach Art waschen oder schälen und klein schneiden. Das Olivenöl mit dem Wasser in eine Auflaufform geben und das geschnittene Gemüse, die Rosmarinzweige sowie Salz und Pfeffer dazugeben. Die Form mit Alufolie (oder einem Deckel) verschließen. Im Ofen bei ca. 200 °C garen, bis das Gemüse bissfest ist (circa 35 bis 45 Minuten – abhängig von den verwendeten Gemüsesorten).

Den Quark mit dem Öl, Salz, Pfeffer und den Kräutern verrühren und zum Gemüse servieren.

Rote-Rüben-Risotto

** Mangan
* Eisen, Vitamin B_1, Vitamin B_6, Niacin
Zusätzlich: über 25% des Tagesbedarfs an Folsäure und Kalzium

Zutaten für 2 Portionen

- 2 kleine Rote Rüben
- 1 kleine Zwiebel
- 1 Knoblauchzehe
- 125 g Reis (Risottoreis)
- 1/2 L Gemüsebrühe
- 25 g Butter
- 30 g geriebenen Parmesan
- 1 TL Meerrettich, frisch gerieben oder aus dem Glas
- Petersilie, Salz, Pfeffer

Zubereitung

Rote Rüben, Zwiebel und Knoblauch schälen und in feine Würfel schneiden.

In einem großen Topf Olivenöl erhitzen und das geschnittene Gemüse kurz anschwitzen. Den Risottoreis dazu geben und weiter anschwitzen, bis die Reiskörner glasig sind. 100 ml Brühe dazu geben und einkochen lassen. Unter ständigem Rühren nach und nach die restliche Brühe dazu geben. Immer wieder einkochen lassen, bevor man neue Brühe in den Topf gibt. Eventuell braucht man etwas bis der Reis gar ist und die gewünschte cremige Konsistenz bekommt.

Zum Schluss die Butter, den geriebenen Parmesan und den Meerrettich unterrühren und mit Salz und Pfeffer abschmecken.

Dazu schmeckt Feldsalat.

Gemüse-Hirse-Pfanne

** Ballaststoffe, Eisen, Magnesium, Niacin, Vitamin B_6, Vitamin C
* Mangan, Vitamin B_1, Vitamin B_5
Zusätzlich: über 25% des Tagesbedarfs an Folsäure und Zink

Zutaten für 2 Personen

- 150 ml Gemüsebrühe
- 75 g Hirse
- 4 kleine Karotten (ca. 200 g)
- 1 kleiner Brokkoli (ca. 150 g)
- 1/2 Bd Frühlingszwiebeln
- 1 EL Olivenöl
- 1/2 TL Currypulver
- Salz, Pfeffer
- 1 TL gehackte Petersilie
- 1 EL saure Sahne

Zubereitung

Hirse in einem Sieb mit heißem Wasser abspülen und in die kochende Gemüsebrühe einrühren. 5 Minuten kochen lassen, ausschalten und 15 Minuten quellen lassen.

Karotten waschen, eventuell schälen und in kleine Würfel schneiden. Brokkoli waschen und in möglichst kleine Röschen zerkleinern. Die Reste des Strunks schälen und in kleine Würfel schneiden. Frühlingszwiebeln putzen und waschen und in Ringe schneiden.

Öl mit etwas Wasser erhitzen, Karotten und Brokkoli zugeben und 5 Minuten andünsten. Dann die Frühlingszwiebeln dazugeben. Mit etwas Wasser ablöschen und bei geschlossenem Deckel 5–7 Minuten köcheln lassen.

Saure Sahne mit etwas Kochflüssigkeit anrühren und dann in das Gemüse einrühren. Hirse zufügen und mit Salz und Pfeffer abschmecken. Zum Schluss die gehackte Petersilie untermischen.

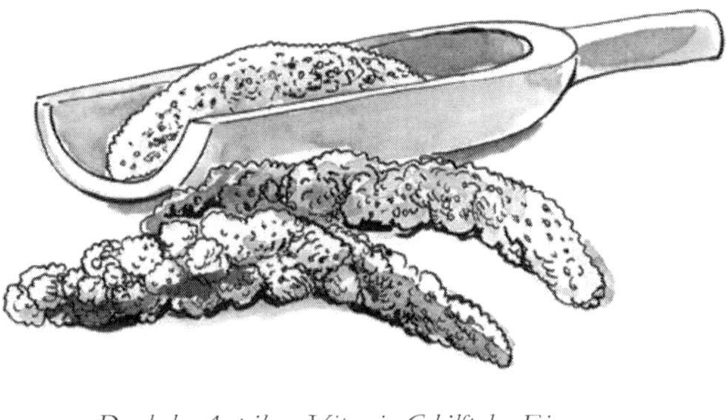

Der hohe Anteil an Vitamin C hilft das Eisen aus der Hirse optimal auszuwerten.

Gedünsteter Rosmarin-Lachs

** Eisen, Vitamin B_1, Niacin, Vitamin B_6, Vitamin B_{12}, Vitamin C
* Magnesium, Vitamin B_2, Vitamin E
Zusätzlich: hochwertiges Eiweiß, Omega-3-Fettsäuren und Jod

Zutaten für 2 Personen

- 300 g Lachsfilet
- 150 g Zucchini (1 mittelgroße)
- 150 g Karotten (2 mittelgroße)
- 1 EL Olivenöl
- Salz, Pfeffer
- 2 Rosmarinzweige
- 500 g Kartoffeln
- 1 TL gehackte Petersilie
- 1 EL Butter

Zubereitung

Den Lachs waschen, trocken tupfen, salzen und pfeffern. Die Zucchini waschen und in feine Streifen schneiden, Die Karotten schälen und grob raspeln. Pro Portion einen Streifen Alufolie vorbereiten (circa 4 Mal so groß wie das Fischfilet), mit Öl besteichen, die Hälfte des Gemüses auflegen, das Fischfilet auf das Gemüse legen und obendrauf einen Zweig Rosmarin. Die Alufolie zuschlagen und an den Enden zusammendrücken. Im vorgeheizten Backofen (200 °C) etwa 20 Minuten dünsten – je nach Dicke des Filets kann die Backzeit variieren.

Gleichzeitig werden die geschälten Kartoffeln in Salzwasser gekocht. Die Kartoffelstücke sollten nicht zu groß sein um die Kochzeit nicht übermäßig zu verlängern. Sind die Kartoffeln fertig, in heißer Butter schwenken und mit Petersilie garnieren.

Der Fisch kann sowohl in der Folie als auch ausgepackt serviert werden.

Glossar

Aminosäuren: die kleinsten Bausteine des Eiweißes. Aus 20 verschiedenen Aminosäuren baut der menschliche Körper alle Proteine auf, die er benötigt.

Axon: vom Nervenzellkörper ausgehender, langgestreckter Nervenfortsatz, in dem Informationen in Form elektrischer Impulse bis zum synaptischen Spalt geleitet werden – um dann, mit Hilfe von Neurotransmittern, an die Nachbarzelle übermittelt zu werden.

Dendrit: vom Nervenzellkörper ausgehender, langgestreckter Nervenfortsatz, bei dem die Informationen von der Nachbarzelle eingehen. Diese werden im Dendrit in Form eines elektrischen Impulses zum Zellkörper geleitet.

Elektrolyte: in Flüssigkeit gelöste Mineralstoffe, wie Natrium, Kalium, Magnesium, Kalzium, Eisen, Fluorid, Jod. Sie können in wässriger Lösung elektrischen Strom leiten. Die meisten Mineralstoffe kommen im Körper als Elektrolyte vor, also in den Körperflüssigkeiten gelöst.

Enzyme: in der Regel sind sie aus Eiweißmolekülen aufgebaut. Sie beschleunigen im Organismus chemische Reaktionen und sind für die Stoffwechselvorgänge unverzichtbar. In jeder Zelle des Körpers sind sie vorhanden, aber je nach Zellart in unterschiedlicher Menge.

Essentielle Nährstoffe: Lebensnotwendige Nährstoffe, die vom Körper nicht selber hergestellt werden und mit der Nahrung aufgenommen werden müssen.

Antioxidantien: Radikalfänger, die freie Radikale unschädlich machen indem sie Elektronen abgeben (siehe Kapitel „Sekundäre Pflanzenstoffe").

Hämoglobin: roter Farbstoff im Blut.

Kapillare: feinste Verästelung der Blutgefäße.

Koenzym / Coenzym: häufig übernehmen Vitamine die Rolle der Koenzyme. Sie wirken unterstützend auf die Enzyme ein und beschleunigen deren Reaktion.

Kofaktor / Cofaktor: trägt zum Ablauf biochemischer Reaktionen bei und ist an ein Enzym oder Protein gebunden beziehungsweise eingebunden. Zu den Kofaktoren zählen die Koenzyme.

Neurotransmitter: auch Botenstoffe genannt, sind Signalsubstanzen, die der Informationsübertragung zwischen den Nervenzellen im synaptischen Spalt dienen.

Molekül: mindestens aus zwei Atomen bestehender Verbund.

Osteomalazie: Störung des Knochenstoffwechsels mit Demineralisation und Erweichung der Knochen; die entsprechende Krankheit im Kindesalter heisst Rachitis.

Rezeptoren: spezifische Bindungsstelle. An den Nervenzellen sind Rezeptoren die Andockstellen der Neurotransmitter an die signalempfangende Zelle.

Synapse: Nervenendköpfchen; zwischen den Synapsen befindet sich der synaptische Spalt.

Synaptischer Spalt: wenige Nanometer breiter Spalt, der die Nervenzellen voneinander trennt. Bei der Weiterleitung von Informationen dienen Neurotransmitter dazu, den Spalt als Nachrichtentransporter zu überbrücken.

Synthese: Aufbau komplexer Strukturen im menschlichen Körper von Aminosäuren, Fetten, Kohlenhydraten, Vitaminen und Hormonen. Synthese ist möglich, wenn die Substanzen nicht essentiell sind.

Quellen

1. Anonymous: Die Wirkung von Kurzpausen am Arbeitsplatz im Hinblick auf Arbeitsbewältigung und Zufriedenheit.
   http://www.stresscoach.at/biofeedback_grundlagen/artikel_kurzpausen.pdf, 07/2012

2. Asconex: Information zu „Managervitaminen".
   http://www.asconex24.de/PDF/Managervitamine.pdf 06/2012

3. Barth A: Lässt sich Weisheit löffeln? UGB-Forum, 6/2003

4. Béliveau R, Gingras D: Krebszellen mögen keine Himbeeren – Nahrungsmittel gegen Krebs. Wilhelm Goldmann Verlag, München, 2010

5. Bernhard S, Schlich E, Schlich M: Einkaufen und Lagern – Pflanzenöle. aid Infodienst, 3048/2008

6. Bild der Wissenschaft: Zink macht Jugendliche geistig fit.
   http://www.wissenschaft.de/wissenschaft/news/252009.html, 07/2012

7. Bošnjak O: Heilpflanzen.
   http://www.phytodoc.de/heilpflanzen/, 07/2012

8. Cederquist A: Zu viel Fisch auf dem Tisch? UGB-Forum, 4/2004

9. Corves A: Nervenzellen im Gespräch. http://dasgehirn.info/entdecken/kommunikation-der-zellen/nervenzellen-im-gespraech-2218/, 23.04.2012

10. Europäische Behörde für Lebensmittelsicherheit (EFSA): EFSA legt Gutachten über die Sicherheit von Wild und Zuchtfisch und dessen Beitrag zur Ernährung vor. Pressemitteilung, 4.Juli 2005

11. Förstl H, von Spreti F, Wiegand M: Schlaf & Traum. Neurobiologie, Psychologie, Therapie. Schattauer GmbH, Stuttgart, 2006

12. Flemmer A: Nervennahrung – Das richtige Essen für starke Nerven und ein gutes Gedächtnis. Schlütersche Verlagsgesellschaft mbH & Co. KG, Hannover, 2011

13. Kraft U: Neurotransmitter. http://www.netdoktor.at/health_center/gehirn/neurotransmitter.shtml, 07/2012

14. Koolmann J, Röhm K-H: Taschenatlas der Biochemie des Menschen. Georg Thieme Verlag KG, Stuttgart, 2009

15. Koerber v. K, Männle T, Leitzmann C: Vollwert-Ernährung. Konzeption einer zeitgemäßen und nachhaltigen Ernährung. Karl F. Haug Verlag · Stuttgart, 2006

16. Krämer T: Wie Erlebnisse zu Erfahrungen werden- das Gedächtnis. http://dasgehirn.info/denken/gedaechtnis/wie-erlebnisse-zu-erfahrungen-werden-2013-das-gedaechtnis/, 03.09.2011

17. Kreimer C: Von freien Radikalen und ihren Fängern. http://www.radiaklfaenger.com/freie_radikale.htm, 22.02.2012

18. Kupferschmidt K: Formen des Gedächtnisses. http://dasgehirn.info/denken/gedaechtnis/formen-des-gedaechtnisses/, 21.07.2011

19. Kupferschmidt K: Lernen von Zelle zu Zelle. http://dasgehirn.info/denken/gedaechtnis/lernen-von-zelle-zu-zelle, 01.09.2011

20. Lämmerhirt N: Bratöle: Vorsicht: heiß und fettig! UGB-Forum, 4/2001

21. Lendt C: Pause machen! Bildschirmarbeit. http://www.sifatipp.de/fachwissen/fachartikel/arbeitsstatten/pausen-machen/, 04.05.2009

22. Leitzmann C, Müller C, Michel P, Brehme U, Triebel T, Hahn A, Laube H: Ernährung in Prävention und Therapie. Hippokrates Verlag, Stuttgart, 2009

23. Marbach E: Impatiens – Drüsentragendes Springkraut. http://www.heilkraeuter.de/bach/impatiens.htm, 07/2012

24. Peters A: Das egoistische Gehirn – Wie die menschliche Gewichtsvielfalt entsteht. Ernährungs Umschau, 4/2012

25. Pramstaller D: Tyrosin macht wach und inspiriert. http://www.ernaehrung-info.com/, 07/2012

26. Rehner G, Daniel H: Biochemie der Ernährung. Spektrum Akademischer Verlag, 2010

27. Sauty de Chalon M-L, Schmitz M: Gesundheitsportal Onmeda. http://www.onmeda.de/lexika/naehrstoffe/, 07/2012

28. Schleip T: Laktose- und Fructoseintoleranz: Aufruhr im Darm. UGB-Forum, 1/2004

29. Schlieper C: Grundfragen der Ernährung. Dr. Felix Büchner – Handwerk und Technik, Hamburg, 2002

30. Schmidt E, Schmidt N: Leitfaden Mikronährstoffe – Orthomolekulare Prävention und Therapie. Elsevier GmbH, München, 2004

31. Schönauer S: Trinkwasser in Gefahr. UGB-Forum, 3/2005

32. Schroeder A Dr.: Honig – Was macht ihn so wertvoll? https://bienenkunde.uni-hohenheim.de/fileadmin/einrichtungen/bienenkunde/PDF/Honig.pdf, 05/2012

33. Stumpf U: Unsere Heilkräuter – Bestimmen und anwenden. KosmosNaturführer, 2012

34. Stumpf U: Heilpflanzen fürs Köpfchen. http://www.kraeuterweisheiten.de/heilpflanzen-fuers-koepfchen.html, 07/2012

35. Thompson R: Das Gehirn – Von der Nervenzelle zur Verhaltenssteuerung. Spektrum akademischer Verlag, Heidelberg, 2010

36. Verbraucherzentrale Bayern: Kein abgestandenes Leitungswasser trinken. Pressemitteilung, 12.08.2008

37. Walden T: Geistpflanzen – vom Kind zum reifen Menschen. Vortrag, München, 27.06.2012

38. Walk L: Bewegung formt das Hirn. Lernrelevante Erkenntnisse der Gehirnforschung. http://www.diezeitschrift.de/12011/walk1001.pdf, I/2001

39. Weiß C: Koffein. Ernährungs Umschau, 4/2007

40. Weiß C: Nitrat, Nitrit, Nitrosamine. Teil 1 und 2: Nitrat und Nitrit. Ernährungs Umschau, 4/2008, 5/2008

41. Werner M, von Braunschweig R: Praxis Aromatherapie. Grundlagen – Steckbriefe – Indikationen. Karl F. Haug Verlag, Stuttgart, 2011

42. Worm N: Syndrom X oder Ein Mammut auf den Teller. systemed, 2010

43. Zehentbauer J: Körpereigene Drogen. Patmos Verlag, Düsseldorf und Zürich, 2001

44. Zittlau J: Heilmittel Ginko – Alles über die positive Wirkung auf Körper, Geist und Seele. Südwest Verlag, München, 2006

Über die Autorin

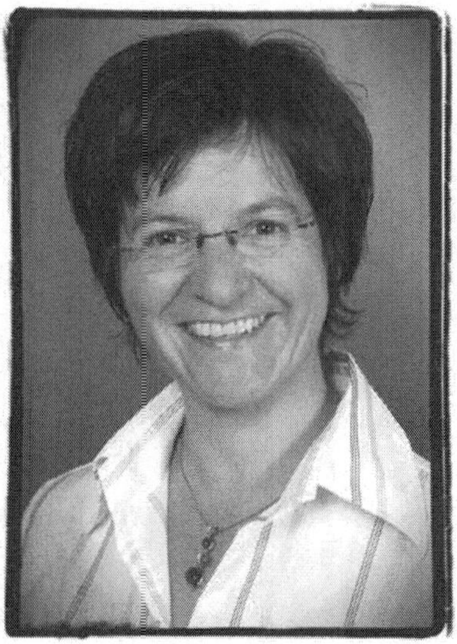

Irma Häberle ist sowohl Ernährungswissenschaftlerin als auch Konditormeisterin – zwei Bereiche, die auf den ersten Blick schwer zu vereinbaren scheinen. Aber genau diese gegensätzlichen Richtungen helfen ihr, den theoretischen Hintergrund mit der praktischen Umsetzung gesunder Ernährung in Einklang zu bringen. Denn Essen ist mehr als nur Ernährung.

Besonders intensiv beschäftigt sich Irma Häberle mit dem Einfluss der Ernährung auf das Gehirn und die Gefühle. Um ihr Hintergrundwissen zu vertiefen, hat die wissensdurstige Autorin zusätzlich eine Ausbildung zur Heilpraktikerin für Psychotherapie abgeschlossen.

Die gebürtige Münchnerin lebt nach einigen Jahren der Wanderschaft wieder in ihrer alten Heimat. Geblieben sind die Lust am Reisen und am Kennenlernen neuer Menschen und Kulturen sowie eine tiefe Verbundenheit mit Spanien und Lateinamerika. Dies alles mit ihrem Unternehmen foodINform (www.food-in-form.de) zu verbinden, ist ihr großer Traum – und den träumt sie am liebsten beim Wandern in den Bergen oder bei einem guten Glas Wein zusammen mit Freunden.

Mehr

Wenn Ihnen dieses Buch gefallen hat, schauen Sie sich auch folgende Titel an:

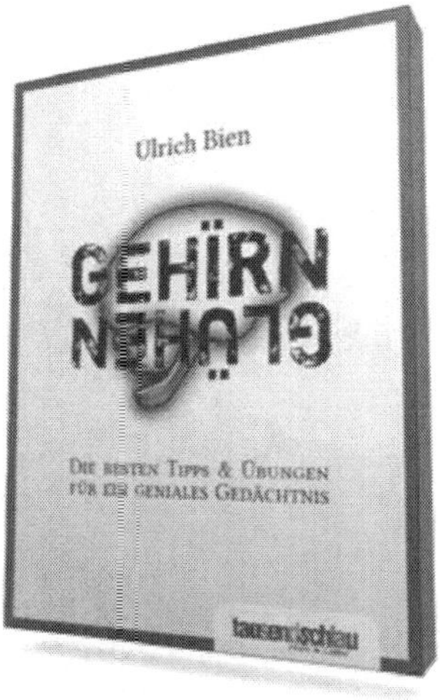

Gehirn-Glühen - Die besten Tipps & Übungen für ein geniales Gedächtnis

Alles merken? Mühelos lernen? Nie wieder Namen, Gesichter, Daten und Telefonnummern vergessen? Dieses geniale Gedächtnistraining bringt Ihr Gehirn auf

Höchstleistung. Anhand zahlreicher praktischer Beispiele und Übungen lernen Sie, effektiv mit Ihrem Kopf umzugehen. Sie werden die Stärken Ihres Gehirns von jetzt an viel besser nutzen können.

Der Gedächtnistrainer Ulrich Bien erklärt die besten Merktechniken, um sich mühelos Namen und Gesichter, Vokabeln und Fremdsprachen und sogar Unmengen von Zahlen und Ziffern zuverlässig und fehlerfrei zu merken. Erleben Sie, wie einfach es ist, sich viele und schwierige Fakten einfach einzuprägen und für immer zu behalten. Darüber hinaus werden Sie Ihre Konzentration, Aufmerksamkeit und Ihr kreatives Denken deutlich steigern und verbessern.

Viele spannende Übungen und Praxisbeispiele vermitteln nicht nur die besten Lerntechniken für ein geniales Gedächtnis, sondern gleichzeitig jede Menge Allgemeinbildung unterschiedlichster Themengebiete.

Dieses E-Book ist etwas für jeden, der mehr aus seinem Kopf machen möchte!

Gehirn-Glühen ist auch als Taschenbuch erhältlich!

Außerdem bei tausendschlau erschienen:

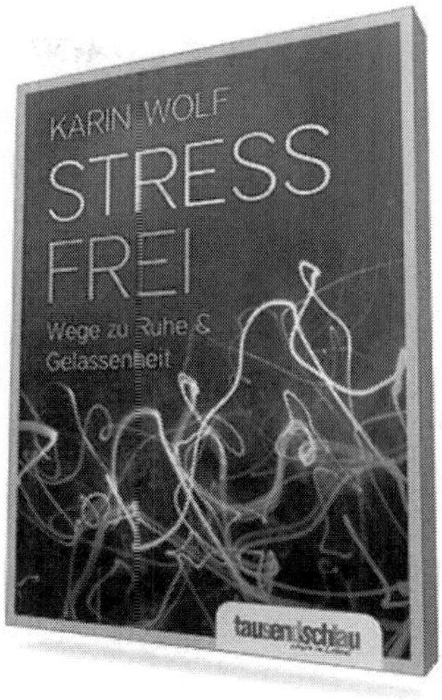

Stress frei – Wege zu Ruhe und Gelassenheit

Angespannt? Überspannt? Ausgelaugt? Lastet der Stress des Alltags schwer auf Ihren Schultern?

Stress und Hektik nehmen zu, die Anforderungen in Beruf, Alltag und Familie werden immer höher, der Zeitdruck immer stärker. Wir sind Tag und Nacht erreichbar, egal ob Feierabend, Wochenende oder Urlaub. Die Folgen kennen wir alle: Burnout, Depression und viele andere typische Stresserkrankungen.

Sie möchten ein Stress freies, gesundes und glückliches Leben führen? Sie möchten nicht der Hektik des

Alltags erliegen, sondern jeden Tag voller Tatendrang und Optimismus beginnen? Dann fragen Sie sich bestimmt, was Sie tun können, damit es gar nicht erst soweit kommt. Oder auch, was Sie machen können, wenn Sie das Gefühl haben, dass Sie kurz davor, oder schon mitten drin sind in einer Stressfalle. Welche Anzeichen deuten darauf hin, was können Sie selbst tun, um sich aus dieser belastenden Situation wieder zu befreien?

Karin Wolf ist Heilpraktikerin für Psychotherapie, Entspannungstherapeutin und Stresspräventionstrainerin. Im Verlauf dieses Buches zeigt Ihnen die Autorin Methoden, Techniken und Übungen, die Ihnen helfen, sich und Ihre Situation besser einschätzen zu können und die darüber hinaus zu mehr Entspannung, weniger Stress und mehr Gelassenheit führen. Das Hörbuch soll helfen, dass Sie als Kapitän Ihr Schiff in eine positive Richtung steuern und auch bei starkem Seegang sicher in Ihrem Zielhafen ankommen.

Stress frei! ist als Taschenbuch und Hörbuch erhältlich.

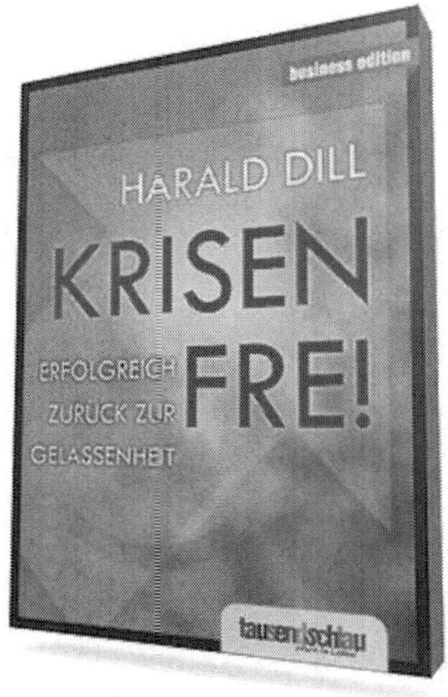

Krisen frei – Erfolgreich zurück zur Gelassenheit

Stecken Sie in der Krise? Auf Ihrem Schreibtisch türmt sich die Arbeit und Sie wissen nicht, wie Sie damit fertig werden sollen? Ihr Chef hat Sie wieder einmal im Visier und wartet nur darauf, dass Sie den nächsten Fehler machen? Sie kommen gegen die Ellenbogen Ihrer Kollegen nicht mehr an? Kurz: Sie wissen vor lauter Problemen gar nicht mehr, wo Sie anfangen sollen?

Stellen Sie sich vor, all das wäre verschwunden. Alle Sorgen und Nöte wie weggeblasen. Ihr Schreibtisch wäre endlich wieder aufgeräumt und übersichtlich, der Job würde Ihnen wieder Spaß machen. Ihrem Chef können Sie souverän gegenübertreten und Ihre Leistungen sind ausgezeichnet. Sie schaffen locker Ihre Arbeit und haben ein gutes und produktives Verhältnis zu Ihren Kollegen.

Leichtigkeit ist machbar! “Krisen frei” zeigt Ihnen, wie Sie die Hürden und Mauern Ihres Berufsalltags einreißen und überwinden. Es zeigt Ihnen auch, wie Sie erfolgreich Krisen meistern und Ihr Leben wieder in den Griff bekommen. Wie Sie die Arbeit nicht mehr erschlägt und wie Sie eine konstruktive Beziehung zu Ihren Kollegen und dem Chef aufbauen und pflegen können. Außerdem lernen Sie anhand von praktischen Tipps und Ratschlägen sowie Übungen, Ihr Leben, den Beruf und die Freizeit in Balance zu bringen.

Der Beziehungs- und Berufscoach Harald Dill erklärt, wie Krisen entstehen, wie sie sich vermeiden lassen und mit welchen einfachen Werkzeugen Sie sich aus Krisen erfolgreich herausarbeiten können. Denn mit Hilfe von einfachen Techniken und praxiserprobten Methoden lässt sich jede Krise bewältigen.

Der Autor hat in seiner Praxis jahrelange Erfahrung mit Krisen unterschiedlichster Art und deren Bewältigung. In seiner Beratungspraxis hat er zahlreichen Menschen aus den Sackgassen von beruflichen und persönlichen Krisen sowie Beziehungskrisen erfolgreich heraus geholfen. Harald Dill konzentriert sich dabei auf den Kern der Krise und gibt konstruktiven Rat, auch schwerste Probleme aus eigener Kraft zu überwinden und bestenfalls neue Krisen zu vermeiden.

Auch als Audio-Book und Taschenbuch erhältlich!

Weitere Bücher und Hörbücher finden Sie auf unserer Webseite und im Buchhandel.

6993817R00109

Printed in Germany
by Amazon Distribution
GmbH, Leipzig